神经介入手术新技术荟萃

组织编写　中国健康管理协会主动健康分会

主　　审　李佑祥

主　　编　刘　赫　汪　阳

U0288831

中国科学技术出版社

·北京·

图书在版编目（CIP）数据

神经介入手术新技术荟萃 / 刘赫 , 汪阳主编 . 北京 : 中国科学技术出版社 , 2024. 6. --ISBN 978-7-5236-0812-8

Ⅰ . R651

中国国家版本馆 CIP 数据核字第 2024A6K124 号

策划编辑	靳　婷　延　锦	
责任编辑	靳　婷	
文字编辑	魏旭辉	
装帧设计	佳木水轩	
责任印制	徐　飞	

出　　版	中国科学技术出版社	
发　　行	中国科学技术出版社有限公司	
地　　址	北京市海淀区中关村南大街 16 号	
邮　　编	100081	
发行电话	010-62173865	
传　　真	010-62179148	
网　　址	http://www.cspbooks.com.cn	

开　　本	889mm×1194mm 1/16	
字　　数	206 千字	
印　　张	9.5	
版　　次	2024 年 6 月第 1 版	
印　　次	2024 年 6 月第 1 次印刷	
印　　刷	北京盛通印刷股份有限公司	
书　　号	ISBN 978-7-5236-0812-8/R・3296	
定　　价	128.00 元	

编著者名单

主　　审　李佑祥

主　　编　刘　赫　汪　阳

副 主 编　李聪慧　冯　军　周小兵

编　　者　（以姓氏笔画为序）

于　嘉　西安交通大学第一附属医院

万　峥　吉林大学白求恩第一医院

王　君　中国人民解放军总医院第一医学中心

王宏磊　吉林大学白求恩第一医院

王春雷　哈尔滨医科大学附属第一医院

冯　军　华中科技大学同济医学院附属协和医院

冯　瑶　中国医学科学院阜外医院

边　洋　中国人民解放军总医院第一医学中心

刘　赫　首都医科大学附属北京朝阳医院

许　璟　浙江大学医学院附属第二医院

孙　鹏　西安交通大学第一附属医院

孙明广　中国人民解放军总医院第一医学中心

李　辉　河北医科大学第一医院

李志清　中国医科大学附属第一医院

李桂林　首都医科大学宣武医院

李淑娟　中国医学科学院阜外医院

李　强　海军军医大学第一附属医院

李聪慧　河北医科大学第一医院

吴红星　新疆维吾尔自治区人民医院

何旭英　广东省第二人民医院

汪　阳　首都医科大学附属北京朝阳医院

沈红健　海军军医大学第一附属医院

张　欢　湖南省人民医院（湖南师范大学附属第一医院）

张　楠　首都医科大学附属北京安贞医院

张义森　首都医科大学附属北京天坛医院

张永巍　海军军医大学第一附属医院

陈文伙　福建医科大学附属协和医院

易婷玉　福建医科大学附属漳州市医院

周小兵　南昌大学第一附属医院

周晓飞　武汉市红十字会医院

郑　健　中国医科大学附属盛京医院

姜富城　首都医科大学附属北京朝阳医院

贺迎坤　河南省人民医院

袁正洲　西南医科大学附属医院

贾建文　首都医科大学附属北京朝阳医院

徐　宁　吉林大学白求恩第一医院

徐善才　哈尔滨医科大学附属第一医院

凌晨晗　浙江大学医学院附属第二医院

黄昌仁　西南医科大学附属医院

曹向宇　中国人民解放军总医院第一医学中心

彭汤明　西南医科大学附属医院

韩金涛　北京大学第三医院

喻　博　中国医科大学附属盛京医院

赖凌峰　南昌大学第一附属医院

霍晓川　首都医科大学附属北京安贞医院

内容提要

　　本书汇集了神经介入领域的最新手术技术，为了让读者能够更好地理解和运用，本书先概要介绍了脑血管内手术相关的基础知识部分，包括血管解剖结构、功能及血管变异、常见的手术入路、并发症处理等内容，然后系统阐述了有关动脉瘤、血管畸形、缺血性脑血管疾病、静脉性疾病等 30 余种介入手术新技术，其中不仅对使用频率较高的多套微导管系统栓塞技术进行了解析，还对近年出现且被越来越广泛使用的"吊脚楼"技术进行了解读。本书是众多神经介入专家丰富实战经验的精华总结，书中展示了大量丰富的操作细节，有助于广大神经介入初学者和亟须进阶的医生提升手术技能，早日跻身手术"达人"之列。

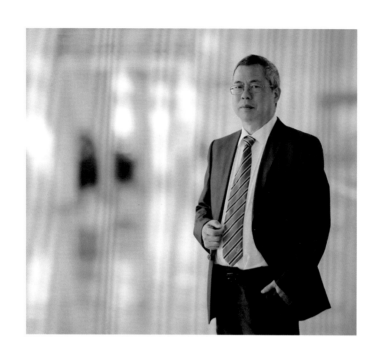

李佑祥

医学博士，主任医师

首都医科大学教授、博士研究生导师

中华医学会神经外科分会介入学组组长

北京医师协会神经介入分会会长

主要从事出血性脑血管疾病血管内介入栓塞的基础和

临床研究

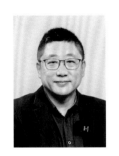

刘　赫

医学博士，主任医师，硕士研究生导师，首都医科大学附属北京朝阳医院神经外科副主任。日本神经外科博士、博士后。中国健康管理协会主动健康分会副会长，北京慢性病防治与健康教育研究会神经介入分会主任委员，中国卒中学会神经介入分会委员，中日神经外科学会常务委员，北京医师协会神经介入学分会常务理事，青委副主任委员，北京神经内科学会神经介入分会常务委员，中国脑卒中学会神经介入分会委员，《中华解剖与临床杂志》《中国分子心脏病学杂志》《中华介入放射学电子杂志》编委，*HELIYON* 和《中华医学杂志》审稿专家。主要从事神经介入治疗脑出血及缺血疾病的临床及相关基础研究、干细胞移植的临床及基础研究。国外国际会议发表演讲 18 次，承担科研课题 7 项，曾获北京市优秀人才奖。于 *BRAIN* 等 SCI 收录期刊发表学术论文 50 篇。

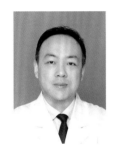

汪　阳

医学博士，主任医师、教授，博士和硕士研究生导师，首都医科大学附属北京朝阳医院神经外科主任。中华医学会神经外科分会神经介入学组委员，中国医师协会神经介入专委会委员，国家卫健委能力和继续教育委员会委员，中国研究型医院学会脑血管病学专业委员会常务委员、微侵袭神经外科分会委员，中国卒中学会复合介入神经外科分会常务委员、神经介入分会委员，北京市神经科学学会神经介入专委会主任委员，北京神经内科学会神经介入分会副主任委员。从医 20 余年，长期专注脑血管疾病的诊治，精通颅内动脉瘤和急性缺血性脑卒中的介入治疗。在国内较早开展高分辨核磁共振在颅内夹层动脉瘤中的应用，推动颅内动脉瘤精准诊治和无创随访。积极推动医院的脑卒中中心建设，以"一站式"影像检查为特色的脑卒中绿色通道建设成绩优异。主持国家自然科学基金项目 2 项、省部级课题 4 项、厅局级课题 3 项；参与多部国内神经介入专家共识的编写。

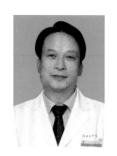

李聪慧

主任医师，医学博士，博士研究生导师，河北医科大学第一医院神经外科学科主任、脑血管病中心执行主任，国家卫健委神经介入专家委员会专家，国家卫健委神经介入进修与培训基地主任，河北省神经介入治疗中心主任，中国卒中学会复合介入神经外科分会常务委员，中国解剖学会神经外科解剖学分会常务委员，河北医科大学临床医学外科学系脑外学组副主任，河北省医学会神经外科分会介入学组候任组长，河北省医学会神经外科分会委员，石家庄市医学会神经外科分会副主任委员。荣获"2021年国家卫健委脑卒中防治工程精英楷模奖""2021年河北省最美医护""2022年河北省卫生健康系统先进工作者"等荣誉。擅长脑血管病（脑动脉瘤、脑动脉狭窄、脑血管畸形）的介入与显微外科治疗，国内首次报道微导管成祥技术治疗特殊角度动脉瘤，国际创新推广微导丝电凝技术治疗动脉瘤，烟雾综合征介入治疗，脑动静脉畸形的治愈性栓塞，颅内动脉狭窄及取栓的治疗。

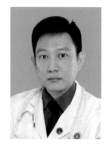

冯 军

副教授，硕士研究生导师，就职于华中科技大学同济医学院附属协和医院神经外科。国家脑防委出血性疾病防治专家委员会委员，中国医师协会脑血管病复合手术分会委员，中国卒中学会复合介入神经外科分会委员，中国研究型医院学会神经微侵袭治疗专业委员会委员，湖北省卒中学会青年委员会副主任委员，湖北省卒中学会理事，湖北省卒中学会神经外科分会常务委员，湖北省脑血管病防治学会神经介入专委会常务委员，武汉医师协会神外分会脑血管专业组副组长，*NeuroInterventional Surgery Chinese Edition* 第一届编委会委员，《神介资讯》第一届编委会委员，《中华神经外科杂志（英文）》第一届编委会青年编委。主持国家自然科学基金面上项目1项（项目批准号：82372666）。主持湖北省自然科学基金2项（项目编号：2016CFB494、2013CFB127）。《协和手术要点难点及对策丛书·神经外科分册》主编秘书、编委，《神经外科亚专科学丛书》总主编秘书、编委，《神经外科亚专科学丛书·脑血管病分册》编委，以第一或者通讯作者身份发表SCI收录论文20余篇，10分以上1篇。

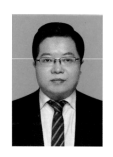

周小兵

医学博士，南昌大学第一附属医院神经外科副主任医师、脑卒中中心副主任。中国医师协会神经介入青年委员会委员，中国康复医学会脑血管介入治疗与康复专业委员会委员，江西省卒中学会青年委员会副主任委员，江西省卒中学会脑血管病复合手术专业委员会副主任委员，江西省卒中学会复合介入神经外科专业委员会常务委员，江西省医学会神经外科学分会神经介入学组委员，江西省整合医学会神经外科分会委员，江西省研究型医院学会神经外科学分会脑血管疾病学组委员。主持江西省自然科学基金及江西省卫生健康卫课题各1项，参与国家自然基金及省自然科学基金多项，发表论文30余篇，其中SCI收录论文10余篇。

序

　　近年来，神经介入领域新技术、新材料的不断涌现，使血管内介入治疗成为与内外科治疗平齐的治疗手段，对于某些血管疾病甚至已成为首选。但由于技术发展不均衡，不同地区及不同层级的医院，治疗水平及治疗效果差别还是很大。尽管大家都在努力通过学会、沙龙等学术探讨形式针对某一技术进行讨论推广，但对神经介入从业医生来说，拥有一部能随时查阅所需技术及疾病范例的参考书还是非常有必要的。本书由刘赫及汪阳教授主编，就很有实践意义。编写团队成员均为目前国内较为熟知且长期奋战在手术一线的专家，他们在技术细节的描述上非常透彻，适合那些具有神经介入初级经验的医生阅读学习，并在必要时作为参考。本书几乎囊括了目前常用的神经介入新技术，既有出血领域，又有缺血领域；一部分是随着新的医疗器械出现而产生的，也有一些是应用经典手术器械的新技术。

　　我们这一代见证了这几十年来神经介入的迅猛发展，其间涌现出一大批优秀的高级神经介入人才。我们欣喜地发现，他们对新事物、新动向具有超强的感知和捕捉能力，同时乐于积极推动，这使得我们这个领域呈现勃勃生机，并不断向前发展。

　　由于介入技术及材料的发展如此之迅速，本书或许不能作为"永恒"的指南。相信作者及读者都会与时俱进，不断更新相关知识与技术。

首都医科大学附属北京天坛医院　李佑祥

前　言

　　对神经介入领域的外科医生来说，手术台如战场，病情的造影就是攻城略地的"地图"，每一场"战役"都是患者的生命保卫战。如何与病魔周旋，稳准狠地找到病灶将其根除以缓解病痛，这是每位医生终其一生苦心孤诣的漫长战争。"敌人"诡计多端，病情千差万别，往往差之毫厘谬以千里，医生要端出十二万分的细心，找到精准的方案。在对那些崭新的疑难病例研究中，我们的临床思维不断加深，也更加意识到所面临的挑战。我们常常沉迷在对各种复杂神经介入手术技术细节的揣摩研判中无法自拔。每一次独特病例获得成功，我们都想迫不及待地将其方案总结和技术积累分享给同仁战友，希望抛砖引玉，吸纳众多医学精英的智慧与经验，以推动医疗技术的蓬勃发展，终于在 2021 年，我试着走出第一步，写了一篇关于使用"吊脚楼"技术栓塞动脉瘤的论文，题为 *The Application of "Stilted Building" Technique in the Embolization of Aneurysms with Secondary Branches*。

　　文章一经发表，反响斐然，同行的鼓励促使我有了坚定的信心更进一步，于是希望集众家所长，出版一部关于详解神经介入新近技术的学术著作。

　　要详解技术细节，首先需要作者有全面广阔的医疗视野、丰富的临床经验，同时有精细准确的归纳总结能力。其内容需有极高的技术含量，且兼具独特性和前瞻性，纯粹且卓尔不群。所以，一定要邀请冲锋在手术一线的集大成的顶级专家们来编写。但当一幅幅精英肖像闪现在脑海里时，我不免踌躇，这是一份高密度的工作，身负重担的医疗尖兵们有时间来做这样的编撰和整理吗？他们会接受我的邀请吗？当我心怀忐忑发出邀请后，看着不断反馈而来的积极回复，饱含着一颗颗滚烫的、为科学、为公众而鞠躬尽瘁的赤诚之心，我深信不疑：这件事箭在弦上，适逢其时！

　　今天，当这部字里行间充满医者仁心、赤子情怀的学术著作即将问世之时，我和各位编者心情一样，价值感和成就感油然而生。历史的长河奔腾向前，也许在神经介入的发展历史上，这本书无足轻重，甚至稍显渺小。但"苔花如米小，也学牡丹开"，它是医疗战线上冲锋在前的"先遣队"，是我们以自己的热情和虔诚，数十年如一日，精研技术的心血积累，它既饱含我们对"人类战胜疾病"的勇气，也蕴载着我们对生命的敬畏。不积跬步无以至千里，我们将这本书郑重呈现给广大神经介入医生同行，奉献给我们为之奋斗终生的神经介入事业，期待着它能成为神经介入领域的一块新基石，让更多的后来者由此开拓思路，拥有更坚实的战斗力量。

首都医科大学附属北京朝阳医院　刘　赫　汪　阳

目　录

第四篇　脑缺血性疾病血管内治疗技术

第五篇　静脉性疾病血管内治疗技术

第一篇　基础理论

第1章　头颈部血管与介入相关的解剖结构

无论脑血管造影还是神经介入治疗，快速、安全、精准地将各种导管置于目标血管中建立有效通路都是手术成功的第一步。因此，熟识头颈部血管解剖结构及其变异对于神经介入医生至关重要，既有助于顺利完成各项介入操作，又是手术安全的有力保障。

从主动脉弓上由右向左依次发出无名动脉、左侧颈总动脉、左侧锁骨下动脉，无名动脉又在其终末端分为右侧锁骨下动脉和右侧颈总动脉。脑血管造影时，锁骨头可以作为无名动脉分叉部的骨性标志。经主动脉弓上下缘各画一条水平线，即弓上线和弓下线。依据无名动脉开口与弓上线和弓下线的位置关系将主动脉弓分为3型，即无名动脉开口位于弓上线以上者为 I 型弓，位于弓上线与弓下线之间者为 II 型弓，位于弓下线以下者为 III 型弓（图1-1）。III 型主动脉弓，以及牛型弓（即左侧颈总动脉与无名动脉于主动脉弓上共同起源，或者左侧颈总动脉起源于无名动脉）、迷走右侧锁骨下动脉（右侧锁骨下动脉起

源于主动脉弓最左侧）、左侧椎动脉主动脉弓上起源等常见弓上血管解剖变异，在神经介入操作中均有可能影响导管到位。

左侧颈总动脉起源于主动脉弓，右侧自无名动脉发出。颈动脉分叉部是颈总动脉分为颈内动脉和颈外动脉的部位，可位于第2胸椎至第2颈椎节段任一水平，但多见于第4颈椎体或第3颈椎体水平。颈动脉分叉部或颈内动脉起始部管壁略薄而管腔微膨大，称之为颈动脉窦。窦壁外膜深层分布有压力感受性神经末梢，即颈动脉窦压力感受器；颈动脉窦对压力特别敏感，甚至极小的压力即可导致心率变慢、血压下降。因此，在颈动脉球囊扩张成形或支架置入过程中，需时刻关注心率、血压的变化。Bouthillier 等将颈内动脉由近及远分为颈段（C_1）、岩段（C_2）、破裂孔段（C_3）、海绵窦段（C_4）、床突段（C_5）、眼段（C_6）、交通段（C_7）等，共7段。其中颈段多无分支，偶见本该起源于颈外动脉的一些分支或永存胚胎型血管，如咽升动脉、甲状腺上动脉、枕

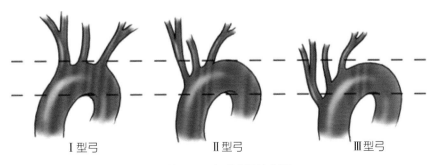

I 型弓　　　　　II 型弓　　　　　III 型弓

▲ 图 1-1　主动脉弓的分型

动脉、脑膜后动脉、永存舌下动脉、寰前节间动脉等。颈内动脉海绵窦段是人体唯一位于静脉结构内的动脉，若其主干或窦内分支破裂，则形成颈内动脉海绵窦瘘；海绵窦段分支包括脑膜垂体干、下外侧干和 McConnell 囊动脉，偶见永存三叉动脉自此段发出（图 1-2）。

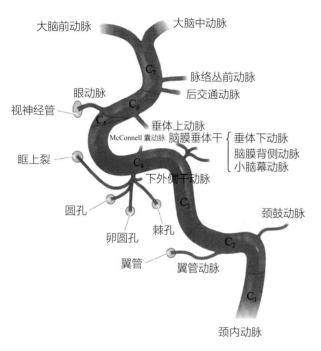

▲ 图 1-2 颈内动脉的分段和分支

颈外动脉自颈总动脉分出后，随即分出甲状腺上动脉和咽升动脉，然后向前分出舌动脉和面动脉，向后分出枕动脉和耳后动脉，向上分出上颌动脉和颞浅动脉，而颞浅动脉又分出脑膜中动脉和脑膜副动脉（图 1-3）。颈外动脉各分支与颈内动脉、椎动脉所属分支存在众多吻合，近端血管闭塞后，吻合支可为远端血管代偿供血。但是，经由颈外动脉分支栓塞头颈部血管时，这些吻合又会成为"危险吻合"。

与颈总动脉类似，左侧锁骨下动脉起源于主动脉弓，右侧则自无名动脉分出。锁骨下动脉的主要分支包括椎动脉、胸廓内动脉、甲状颈干、肋颈干。胸廓内动脉开口位置相对固定，通常正对椎动脉开口自锁骨下动脉下壁分出。甲状颈干短而粗，于椎动脉外侧方自锁骨下动脉前壁分出后，随即分为甲状腺下动脉、肩胛上动脉、颈升动脉、颈浅动脉、颈横动脉等分支。肋颈干则于甲状颈干外侧方自锁骨下动脉后壁分出，进而又分为颈深动脉和最上肋间动脉。

椎动脉左右各一，通常自同侧锁骨下动脉后上壁分出，亦见直接起自主动脉弓之变异。两侧椎动脉管径可不对称，若一侧椎动脉直径 <2mm，或者较之对侧椎动脉直径比 ≤1/1.7，则

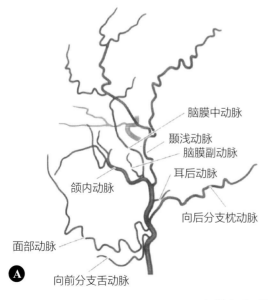

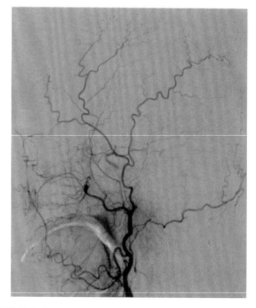

▲ 图 1-3 颈外动脉的分支

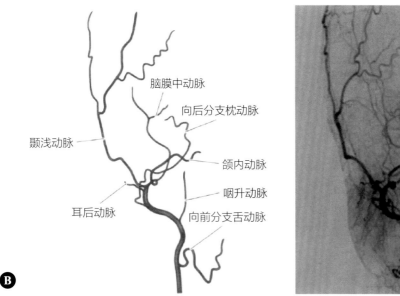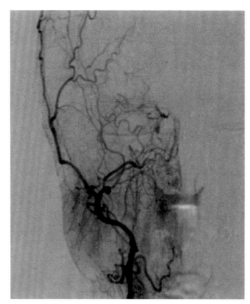

B

▲ 图 1-3（续）　颈外动脉的分支

称为发育不良。椎动脉常被分为骨外段（V_1）、椎间孔段（V_2）、脊髓外段（V_3）、硬膜内段（V_4）等，共4段。椎动脉 V_2 段通常走行于第6颈椎至第2颈椎横突孔内，若横突孔骨赘生长，则头部转动可能引起椎动脉受压而致后循环缺血，血管造影时行转头试验有助于对此确诊。椎动脉的主要分支包括脑膜支、小脑下后动脉、脊髓后动脉和脊髓前动脉，其与颈外动脉、甲状颈干、肋颈干在多个水平存在吻合（图1-4）。

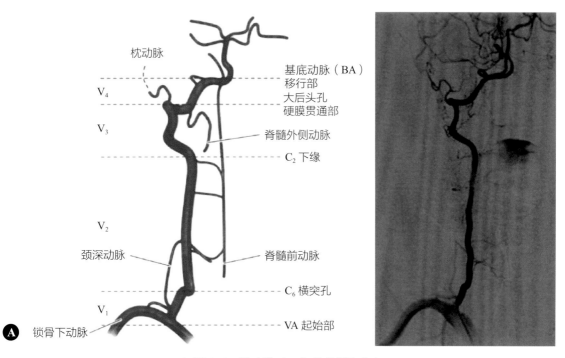

▲ 图 1-4　椎动脉（VA）的分段和分支

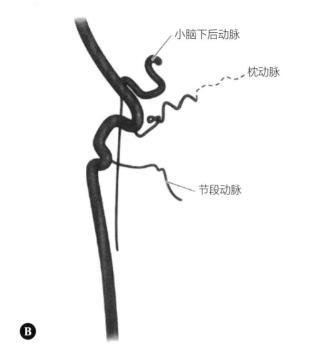

小脑下后动脉

枕动脉

节段动脉

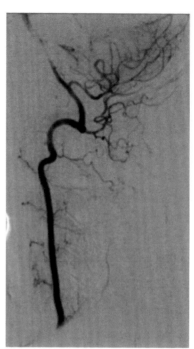

▲ 图 1-4（续） 椎动脉（VA）的分段和分支

（张　楠）

参考文献

[1] [英] 斯坦丁. 格氏解剖学 (第 39 版) [M]. 徐群渊，译 . 北京：北京大学医学出版社，2008: 374-358.

[2] [美] 安妮 G. 奥斯本 . 脑血管造影诊断学 (第 2 版) [M]. 李松年，译. 北京：中国医药科技出版社，2000: 3-237.

[3] Gianni Boris Bradac. Cerebral Angiography: Normal Anatomy and Vascular Pathology [M]. Berlin Heidelberg: Springer-Verlag, 2011: 1-115.

[4] Mark R. Harrigan, John P. Deveikis. Handbook of Cerebrovascular Disease and Neurointerventional Technique [M]. Second Edition. New York: Springer Science+Business Media, 2013: 3-98.

第2章 与介入相关的脑血管解剖结构

对于神经介入医生而言，将脑血管正常解剖与变异烂熟于心，并且能够在手术中详尽确认和评判颅内、外血管吻合及神经滋养血管、颅内侧支循环、穿支动脉等解剖结构，是确保手术成功的必备技能。

颈内动脉（图1-2）自 C_6 段始进入蛛网膜下腔、眼动脉和垂体上动脉均起源于 C_6 段；颈内动脉颅外段闭塞患者，眼动脉是颈外动脉向颈内动脉颅内段代偿供血的主要途径之一。颈内动脉 C_7 段分支有脉络膜前动脉和后交通动脉，后交通动脉走行向后，与基底动脉终末支（即大脑后动脉）相连，构成前后循环的连接通道；如后交通动脉粗大，并向同侧大脑后动脉 P_2 段供血，且其 P_1 段发育不良，则称为胚胎型大脑后动脉；颈内动脉动脉瘤最为常见，其中位于后交通动脉起始者约占50%以上，但此部位还常见漏斗变异，即其起始部圆锥形扩张（最大径不超过3mm），需与颅内动脉瘤鉴别。

颈内动脉的终末端分为大脑中动脉和大脑前动脉。大脑中动脉（图2-1）为颈内动脉的直接延续，也是颈内动脉最粗大的分支，常被分为水平段（ M_1 ）、脑岛段（ M_2 ）、岛盖段（ M_3 ）、皮质

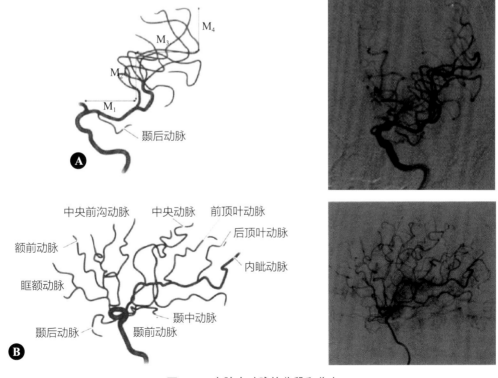

▲ 图 2-1　大脑中动脉的分段和分支
M_1. 水平段；M_2. 脑岛段；M_3. 岛盖段；M_4. 皮质支

支（M_4）等，共 4 段。大脑中动脉多于 M_1 段末端分叉为单干、双干、三干，甚至四干，以双干型多见，大脑中动脉动脉瘤最多发自分叉部。大脑中动脉的皮质支主要包括眶额动脉、额前动脉、中央前动脉、中央沟动脉、顶前动脉、顶后动脉、角回动脉、颞枕动脉、颞后动脉、颞前动脉等；中央支主要是起源于大脑中动脉 M_1 段的豆纹动脉，生长在 M_1 段上壁的动脉瘤大多侵犯豆纹动脉，栓塞术中难以保留该穿支。

大脑前动脉（图 2-2）亦为颈内动脉的分支，常被分为水平段（A_1）、垂直段（A_2）、远侧段（A_3）等，共 3 段。大脑前动脉的皮质支主要包括眶额动脉、额极动脉、胼周动脉、胼缘动脉、楔前动脉、胼胝体动脉等；中央支为自大脑前动脉 A_1 段和 A_2 段发出较多深穿支，其中 Heubner 返动脉通常起自 A_2 段，平行于 A_1 段逆行走行向外。前交通动脉在 $A_1 \sim A_2$ 交界区连接两侧大脑前动脉，是两侧颈内动脉系统的重要吻合渠道，前交通动脉、$A_1 \sim A_2$ 交界区亦是常见的动脉瘤好发部位。

椎动脉（图 1-4）自同侧寰枕关节处折向前上方，经枕骨大孔进入硬脑膜，此即椎动脉 V_4 段之起始部位，脊髓前动脉和小脑下后动脉均自椎动脉 V_4 段发出。双侧椎动脉 V_4 段于其终末汇合成为基底动脉，其分支主要有脑桥支、内听动脉、小脑下前动脉、小脑上动脉和大脑后动脉。小脑上动脉、小脑下前动脉和小脑下后动脉存在广泛的侧支循环吻合。故而，上述任一动脉远端闭塞通常不会导致神经功能缺失。小脑下前动脉和小脑下后动脉还存在共干变异，表现为小脑下后动脉缺如，而由小脑下前动脉远端分支向其供血区代偿供血，反之亦然。

大脑后动脉（图 2-3）是基底动脉的终末分支，常被分为交通前段（P_1）、环池段（P_2）、四叠体段（P_3）、距裂段（P_4）等，共 4 段。大脑后动脉起源变异较多，其中胚胎型大脑后动脉作为

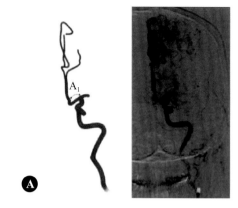

A

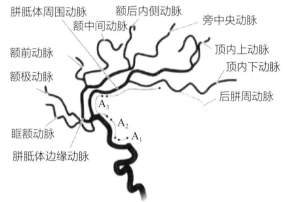

胼胝体周围动脉　　额后内侧动脉
　　　　　　　额中间动脉　　　　旁中央动脉
额前动脉　　　　　　　　　　　　顶内上动脉
　　　　　　　　　　　　　　　　顶内下动脉
额极动脉　　　　　　　　　　后胼周动脉
　　　　　　　　A_3
眶额动脉　　　　　A_2
　　　　　　　　　A_1
胼胝体边缘动脉

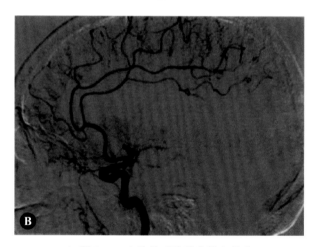

B

▲ 图 2-2　大脑前动脉的分段和分支
A_1. 水平段；A_2. 垂直段；A_3. 远侧段

后交通动脉的延续，起自颈内动脉；也可同侧共存颈内动脉和基底动脉分别发出的两支大脑后动脉；还有发自颈内动脉，但有小分支与基底动脉相连者。大脑后动脉的主要分支包括后内侧中央支、后外侧中央支、四叠体动脉、脉络膜后内动

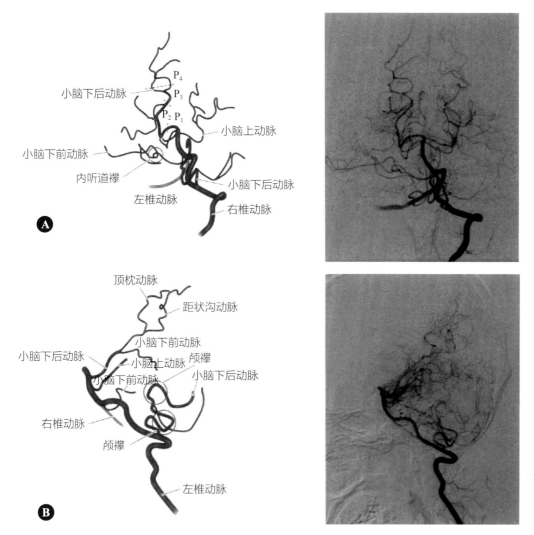

小脑下后动脉　P₄
　　　　　　P₃
　　　　P₂ P₁
小脑下前动脉　　　　　　　小脑上动脉
内听道襻
　　　　　　小脑下后动脉
左椎动脉　　　右椎动脉
Ⓐ

顶枕动脉
　　　　距状沟动脉
小脑下前动脉
小脑下后动脉　　　小脑上动脉　颅襻
　　小脑下前动脉　　　小脑下后动脉
右椎动脉
颅襻
　　　　　左椎动脉
Ⓑ

▲ 图 2-3　大脑后动脉的分段和分支
P₁. 交通前段；P₂. 环池段；P₃. 四叠体段；P₄. 距裂段

脉、脉络膜后外动脉、中脑支和皮质支，其中脉络膜后内动脉、脉络膜后外动脉及皮质支能够获得较为充分的侧支循环代偿，因此在大脑后动脉 P_2 段以远实施载瘤动脉闭塞术是安全的。

颅内侧支循环对于保障稳定的脑组织血液供应意义重大，所谓侧支循环，即自动脉至动脉的吻合路径，当某一脑组织区域主要供血来源减少时，此路径能够起到为该区域脑组织代偿供血的作用。Willis 环（图 2-4）是最主要的侧支循环，由前交通动脉、双侧大脑前动脉 A_1 段、双侧颈内动脉 C_7 段、双侧后交通动脉、双侧大脑后动脉 P_1 段连接而成，可以在颈动脉系统与椎基底动脉系统提供侧支血流。但是，Willis 环的解剖结构存在相当大的个体差异，各支血管的发育常不对称，这在评估缺血性脑卒中时尤为重要。此外，软脑膜内的脑动脉终末支之间、皮质动脉的深穿支之间、脑动脉与脑膜动脉之间、颈内动脉与颈外动脉之间、椎基底动脉与颈外动脉之间，也存在着广泛的血管吻合。在少数情况下，保留至成年的胚胎型血管，即永存三叉动脉、永存耳动脉、永存舌下动脉、寰前节间动脉，还会形成罕见的颈内动脉与椎基底动脉的吻合（图 2-5）。

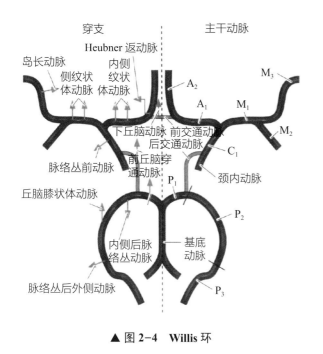

▲ 图 2-4　Willis 环

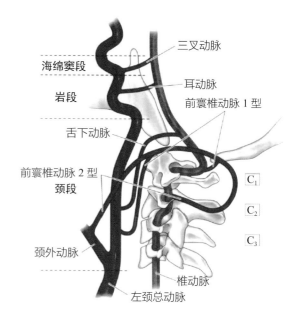

▲ 图 2-5　胚胎型血管吻合

（张　楠）

参考文献

[1] [英] 斯坦丁 . 格氏解剖学 (第 39 版) [M]. 徐群渊，译 . 北京 : 北京大学医学出版社 , 2008: 374-358.

[2] [美] 安妮 G. 奥斯本 . 脑血管造影诊断学 (第 2 版) [M]. 李松年，译 . 北京 : 中国医药科技出版社 , 2000: 3-237.

[3] Gianni Boris Bradac. Cerebral Angiography: Normal Anatomy and Vascular Pathology [M]. Berlin Heidelberg: Springer-Verlag, 2011: 1-115.

[4] Mark R. Harrigan, John P. Deveikis. Handbook of Cerebrovascular Disease and Neurointerventional Technique [M]. Second Edition. New York: Springer Science+Business Media, 2013: 3-98.

第 3 章　脑血管变异

在治疗脑血管病的过程中，会遇到一些正常血管解剖变异，通常都是偶然被发现，但这些血管的存在可能会增加手术治疗过程的风险，甚至引起"灾难性"后果。而想要正确处理，第一步则是识别这些血管变异。通过回顾相关文献，我们将对可能碰到的一些血管变异进行阐述。

一、前循环变异

1. 大脑前动脉 – 前交通动脉　大脑前动脉（anterior cerebral artery，ACA）为颈内动脉末端所发出的一个分支，按照其走行可分为 5 段，即水平段、上行段、膝段、胼周段和终段。前交通动脉即为连接两侧大脑前的一根重要连接血管。López-Sala 等[1] 总结了单中心既往 3 年脑 CTA 情况（426 例），对于大脑前 – 前交通动脉相关变异及发生率进行了总结（图 3-1）。

2. 大脑中动脉　大脑中动脉为颈内动脉末端发出的另一个主要分支，按照其走行可分为 5 段，

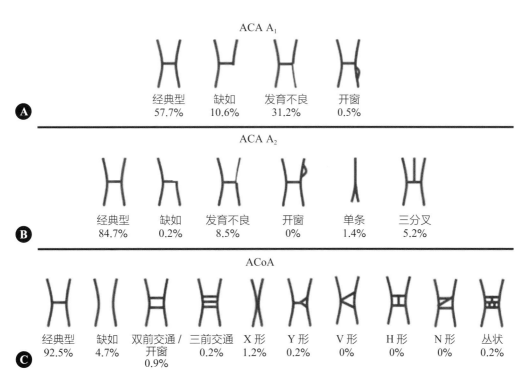

▲ 图 3-1　各种大脑前 – 前交通动脉变异形式

引自 López-Sala et al.[1]；经典型、缺如、发育不良及开窗的比例分别为 57.7%、10.6%、31.2% 和 0.5%（A）；经典型、缺如、发育不良、开窗、单条和三分叉的发生率分别为 84.7%、0.2%、8.5%、0%、1.4% 和 5.2%（B）；经典型、缺如、双前交通/开窗、三前交通、X 形、Y 形、V 形、H 形、N 形、丛状发生率分别为 92.5%、4.7%、0.9%、0.2%、1.2%、0.2%、0%、0%、0% 和 0.2%（C）；ACA A₁. 大脑前动脉 A₁；ACA A₂. 大脑前动脉 A₂；ACoA. 前交通动脉

即水平段、岛叶段、岛盖段、分叉和终末段。关于大脑中动脉的变异情况，Cilliers 等[2] 在 2016 年所发表的综述中进行了详细描述，包括开窗、重复大脑中动脉和副大脑中动脉，并如图 3-2 所示，对这些变异进行了分类及示意。

3. **永存上颌动脉** 在胚胎期，因为在上颌附近有一条血管连接两侧颈内动脉，被称为上颌动脉，如果在成年人中仍然被发现，则被称为永存上颌动脉（图 3-3）。关于此条动脉报道极少，首都医科大学宣武医院焦力群教授团队在临床诊治过程中发现 1 例[2]，此例患者由于右侧颈内动脉重度狭窄，左侧颈内动脉发育不良，此时永存上颌动脉作为一条重要代偿通路，令左侧颈内动脉

血流向右侧颈内动脉远端进行代偿。右侧颈内动脉内膜切除术后，血流方向立刻逆转，永存上颌动脉作为代偿通路，将右侧颈内动脉血流代偿至左侧颈内动脉远端。因此，永存上颌动脉可作为缺血性脑血管病的一条重要代偿途径。

二、后循环变异

1. **胚胎型大脑后动脉** 胚胎型大脑后动脉指大脑后动脉起自于 ICA（即后交通动脉具有与大脑后动脉 P2 段相类似大小的管径），且合并同侧大脑后动脉 P1 段发育不良或缺如。胚胎型大脑后动脉出现在胚胎发育后期大脑后动脉发育不良，为了使其供给的脑组织得到代偿，后交通动脉不

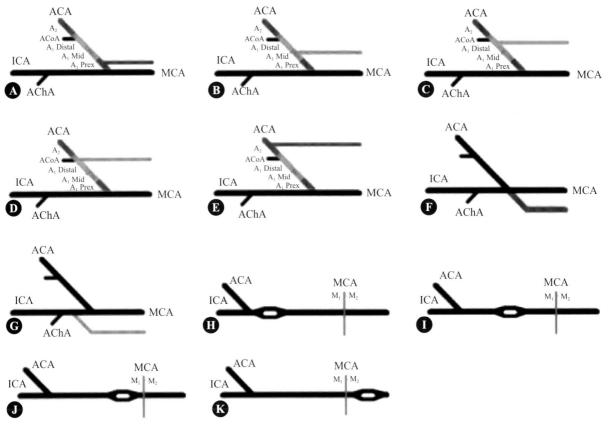

▲ 图 3-2　大脑中动脉变异情况模式图

引自 Cilliers et al.[2]；A. 副大脑中动脉从 A1 近端发出；B. 副大脑中动脉从 A1 中端发出；C. 副大脑中动脉从 A1 远端发出；D. 副大脑中动脉从前交通动脉发出；E. 副大脑中动脉从 A2 段发出；F. 重复大脑中动脉 A 型，发出点为大脑中和大脑前分叉处；G. 重复大脑中动脉 B 型，发出点为大脑中大脑前分叉处以近；H. M1 近段开窗；I. M1 中段开窗；J. M1 远段开窗；K. M2 段开窗
ACA. 大脑前动脉；ICA. 颈内动脉；MCA. 大脑中动脉；AChA. 脉络膜前动脉；ACoA. 前交通动脉；A1 Distal. A1 段远端；A1 Mid. A1 段中端；A1 Prex. A1 段近端

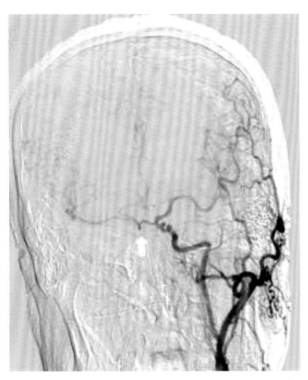

▲ 图 3-3　永存上颌动脉（白箭），引自 Wang et al[2]

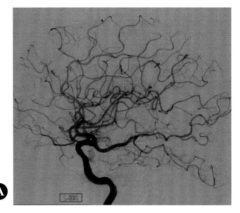

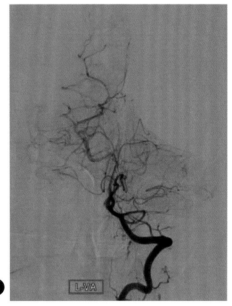

▲ 图 3-4　左侧胚胎型大脑后动脉
可见大脑后动脉 P_1 由颈内动脉发出（A），动脉造影未见左侧 P_1（B）

会如期退化，而是保留其最开始时的管径，从而形成胚胎型大脑后动脉（图 3-4）。在最近的一项研究中，231 例患者中存在 5.6% 的患者发现存在胚胎型大脑后动脉。胚胎型大脑后动脉直接发自颈内动脉末端，使得前后循环相互间不能得到有效代偿；同时，小脑幕的存在又阻碍了小脑动脉与胚胎型大脑后动脉形成侧支循环，因此更易造成脑供血不足。

　　2. 基底动脉开窗　基底动脉开窗指的是基底动脉主干上分出两条通道，最后再汇合成一起的现象，是在胚胎第 5 周由于原始纵向神经动脉融合不完全而引起的发育异常（图 3-5）。基底动脉开窗的发生率差异较大，血管造影检查中为 0.3%，尸检系列中为 5.26%，这种变异可能易导致动脉瘤形成和蛛网膜下腔出血、夹层或血栓栓塞事件。基底动脉开窗导致脑卒中的发生，可能是由于此处血流动力学发生了变化，有研究者利用计算机流体力学对比了基底动脉开窗和基底动脉正常两组人群，发现基底动脉开窗患者有着更

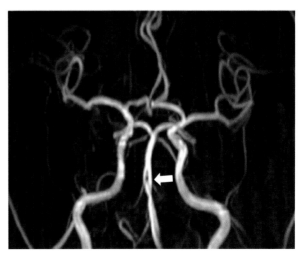

▲ 图 3-5　基底动脉开窗（白箭），引自 Ha et al[4]

高的震荡剪切指数、时间平均管壁剪切力梯度、表面积比时间平均管壁剪切力梯度等，均说明开窗患者血流紊乱，进而可能会增加血栓形成、斑块不稳定和随后的缺血性脑血管事件的风险。

三、颈 - 椎基底动脉血管吻合变异

在胚胎发育的早期，4 条起源于原始颈内动脉（internal carotid artery，ICA）和背主动脉的短暂性血管，即原始颈动脉 - 椎基底动脉吻合血管（图 3-6），为未来的椎基底动脉供血。这些吻合血管自上向下分别是三叉神经动脉、耳动脉、舌下动脉和寰前节间动脉，通常这些血管在椎基底动脉发育后的一周内退化，但在成年人中偶被发现，被认为是原始胚胎循环的残存。

1. **永存三叉动脉** 永存三叉动脉是最常见的永存颈 - 椎动脉吻合血管，发生率为 0.5%～0.7%。永存三叉动脉通常起源于 ICA 海绵窦段后内侧或后外侧壁，起源于 ICA 岩骨段的情况少见。根据其走行，永存三叉动脉分为外侧型和内侧型：外侧型起自 ICA 海绵窦段的后外侧壁，位于展神经外侧，穿过三叉神经感觉根内侧的硬脑膜入颅；内侧型起自 ICA 海绵窦段的后内侧壁，

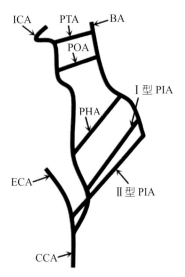

▲ 图 3-6 颈 - 椎基底动脉原始吻合血管示意
引自 Fang et al.[5]；ICA. 颈内动脉；ECA. 颈外动脉；CCA. 颈总动脉；PTA. 永存三叉动脉；POA. 永存耳动脉；PHA. 永存舌下动脉；PIA. 永存寰前节间动脉；BA. 基底动脉

位于展神经内侧，并穿过鞍背硬脑膜入颅。穿过硬脑膜后，永存三叉动脉与基底动脉远端 1/3 吻合。根据报道外侧型和内侧型的比例近似，但最近的两篇大样本报道发现外侧型的发生率是内侧型的 11 倍。根据永存三叉动脉的走行，外侧型可供给脑膜垂体干、下垂体、三叉神经节、脑桥穿支和小脑前下动脉区域，而内侧型可供给下垂体、小脑幕和斜坡。Azab 等[6] 报道永存三叉动脉的存在可能与脑血管变异、动脉瘤、椎基底动脉缺血、颈内动脉海绵窦瘘和一些遗传变异相关。

2. **永存耳动脉** 永存耳动脉极其罕见，国际上的报道也仅仅是寥寥数篇。早在 1968 年，Lie 等对于永存耳动脉做出了如下诊断标准：①出现在岩骨管的外侧部分，靠近内侧转角处；②穿过内耳道；③在末端与基底动脉相接。之前有研究由于诊断标准不明确，将低位永存三叉动脉或残存的镫骨动脉误诊为永存耳动脉。永存耳动脉不同于其他三条永存血管，其主要向听板供血，并且由于第Ⅷ对脑神经走行于岩骨中，而且在这个水平上缺乏背主动脉与纵向神经动脉吻合的系统发育证据，Lasjaunias 等甚至否定它的存在。使用 MRI/MRA 和三维旋转血管造影，诊断更为准确，可能有助于解决永存耳动脉的争议问题。

3. **永存舌下动脉** 永存舌下动脉是第二常见的永存颈动脉 - 椎基底动脉吻合血管，发生率为 0.027%～0.29%。永存舌下动脉通常起源于颈内动脉后侧 C_1～C_3 水平，穿过舌下神经管形成椎基底动脉。永存舌下动脉的影像学诊断是由 Brismar 在 1976 年提出：①永存舌下动脉的存在使得颈内动脉颅外段发育巨大；②穿过舌下神经管；③形成了基底动脉的主干。在某些罕见的情况下，永存舌下动脉可起源于颈外动脉，因此有学者认为原始舌下动脉的残存为咽升动脉。更为少见的情况可见于来自 ICA 或颈外动脉的血管通过舌下神经管，直接供应小脑下后动脉区域，而不与对侧椎动脉汇合。据报道，永存舌下动脉存在的病例中对侧椎动脉发育不良的比例可占 1/3。

由于永存舌下动脉对于后循环供血的重要性，实行栓塞治疗时务必反复确认以避免不良事件的发生。

4.永存寰前节间动脉　永存寰前节间动脉可起源于颈总动脉分叉处、颈外动脉或者颈内动脉，通常在颈部 C_2～C_4 水平，之后在枕下区连接椎动脉穿过枕骨大孔。确认永存寰前节间动脉的可靠特征为通过枕骨大孔[7]，其分为两型：1型起源于 ICA 后侧壁，在进入枕骨大孔之前位于 C_1 弓和枕骨之间；2型起源于 ECA 近端，并在 $C_{1\sim2}$ 间隙吻合椎动脉。永存寰前节间动脉与永存舌下动脉的鉴别点在于侧位影像上，永存寰前节间动脉走行于枕下区，而永存舌下动脉则通过舌下神经管入颅。有学者推测枕动脉可能是前两个节间动脉的残存，原因有3点：①枕动脉的走行与前两个节间动脉的走行类似；②枕动脉与椎动脉有着不同的起源；③存在起源于枕动脉的 C_1、C_2 节间动脉。

（冯　瑶　李淑娟）

参考文献

[1] López-Sala P, Alberdi N, Mendigaña M, et al. Anatomical variants of anterior communicating artery complex. A study by Computerized Tomographic Angiography [J]. J Clin Neurosci,2020,80:182-187.

[2] Cilliers K, Page B J. Anatomy of the Middle Cerebral Artery: Cortical Branches, Branching Pattern and Anomalies [J]. Turk Neurosurg,2017,27(5):671-681.

[3] Wang J, Wang T, Yang B, et al. Persistent Primitive Maxillary Artery as a Compensatory Collateral in Ischemic Cerebrovascular Disease[J]. Stroke, 2023, 54(9): e425-e426.

[4] Ha S H, Kim H G, Kim B J. Bilateral pontine infarction with basilar artery fenestration: A case report [J]. Medicine (Baltimore),2020,99(32):e21530.

[5] Fang Y, Li S, Zhang C. Bilateral type IIpersistent proatlantal intersegmental artery: a rare variant of persistent carotid-vertebrobasilar anastomoses [J]. BJR Case Rep, 2022, 8(2): 20210154.

[6] Azab W, Delashaw J, Mohammed M. Persistent primitive trigeminal artery: a review [J]. Turk Neurosurg, 2012, 22(4): 399-406.

[7] Pasco A, Papon X, Bracard S, et al. Persistent carotid-vertebrobasilar anastomoses: how and why differentiating them? [J]. J Neuroradiol, 2004, 31(5):391-396.

第4章 常见介入手术及入路选择原则

一、下肢股动脉

股动脉为手术最常用入路，通常位于股骨头中心内侧 1cm 左右。股动脉位置较为浅表，多数患者可在腹股沟韧带中点处触摸到明显的搏动点，穿刺定位较为简单。此外，股动脉血管管径较粗，基本可兼容所有规格的血管鞘或其他通路器材，手术灵活性强。股动脉入路缺点包括患者术后需要长时间卧床制动，舒适度不足且股动脉术后压迫止血要求严格，否则易形成局部血肿、假性动脉瘤等并发症，甚至可能因穿刺点过于靠上、无法有效压迫发生可能致命的腹膜后血肿[1]。

1. **适应证** 几乎所有患者。尤适用于病变复杂，需要大直径通路到位、远端强支撑力的患者。

2. **禁忌证** 周围血管疾病，股动脉严重钙化、纤细，腹主动脉瘤、夹层或缩窄等。

3. **技术要点** 穿刺点定位，选择在腹股沟皮肤褶皱处下方 1～2cm，因股动脉与人体纵轴成角，穿刺时建议穿刺针倾斜约 30°，与中轴线成角 10°～20°，约斜对患者对侧肩部方向（图 4-1）。

二、上肢桡动脉

桡动脉是上肢动脉最常用的入路，搏动最强点多位于桡骨颈附近（图 4-2）。相较股动脉入路，桡动脉入路手术患者不需要长期卧床休息，舒适度较高，桡动脉入路对于同侧血管到达也更加容易，尤其是右侧椎动脉。然而，桡动脉较股动脉明显纤细，在穿刺置鞘时相对困难，反复穿刺会增加患者痛苦。同时因桡动脉血管纤细，一方面无法兼容大直径血管鞘或通路器材，另一方面显著的血管痉挛发生率较高，常导致导管通过困难，甚至抱死导管，造成血管损伤。桡动脉入路术后部分患者还存在桡动脉闭塞的并发症风险，传统桡动脉插管前需行 Allen 实验判断患

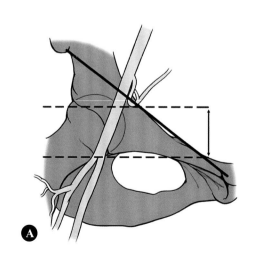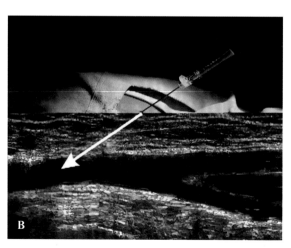

▲ 图 4-1 股动脉穿刺部位解剖简图
A. 黑色实线为皮肤褶皱处，上下虚线间为可穿刺部位；B. 股动脉穿刺角度

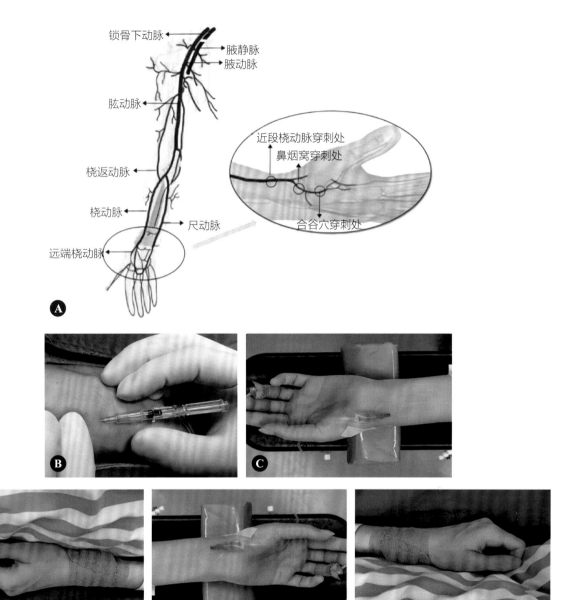

▲ 图 4-2　桡动脉穿刺部位解剖简图 [3] (**A**)；近端桡动脉穿刺 (**B**)；近端桡动脉穿刺插管置鞘 (**C**)；手术后的包扎 (**D**)

者手部侧支循环情况，但其必要性近年有较大争议 [3]。此外，血管穿孔导致前臂血肿或筋膜室综合征也是桡动脉入路的潜在并发症。

1. **适应证**　不要求超选择插管造影的患者。入路同侧血管病变患者，如同侧椎动脉、同侧锁骨下动脉。

2. **禁忌证**　血管通路外径大于血管直径，上肢动脉闭塞、严重夹层、迂曲及其他原因导致通路无法通过的患者。ALLEN 实验阳性患者需综合评估。

典型案例

患者男性，56 岁。

主诉：头晕 1 年。

既往史：高血压病史 5 年，未规律控制。

体格检查：神经系统查体阴性，左上肢收缩压较右上肢降低约 30mmHg。

诊断：锁骨下动脉狭窄，锁骨下动脉盗血综合征。

治疗方案： 经桡动脉行锁骨下动脉狭窄血管支架成形术。

手术材料： Neuron™ MAX 90cm 长鞘、Express LD 球囊扩张支架。

手术过程： 泥鳅导丝引导 Neuron™ MAX 90cm 长鞘至锁骨下动脉。锁骨下动脉造影提示椎动脉开口正常。260cm 泥鳅导丝通过狭窄处至降主动脉。如图 4-3A 所示，通过泥鳅导丝引入支架 Express LD 8mm×17mm 球囊扩张支架准确定位至狭窄处，标准大气压下充盈球囊。图 4-3B 所示，造影下可见支架成形良好。

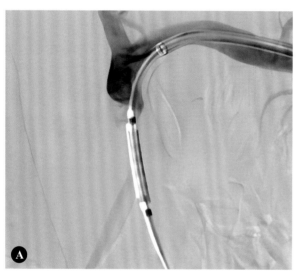

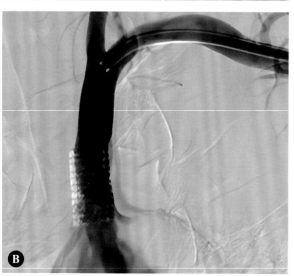

▲ 图 4-3　经桡入路锁骨下动脉闭塞开通

3. 技术要点　桡动脉附近侧支较多，穿刺点定位：选取桡动脉远端走行直、搏动明显、浅表部位，一般选取桡骨茎突近心端 2～3cm，穿刺时可选择搏动点最强处相对靠上处，搏动点最强处穿刺虽喷血可能更为顺利，但导引导丝易进入分支，导致置鞘困难。

为防止血管痉挛，在置鞘后可选用缓解血管痉挛药物鞘内注射，如硝酸甘油、维拉帕米、罂粟碱等。

置鞘后应立即造影排除血管夹层，且导丝在上行至肘窝前时应采用路图辅助透视下前进。

桡动脉入路造影因需要 SIM2 导管长时间操作，需静脉给予肝素防止血栓形成。

三、上肢远端桡动脉

远端桡动脉入路经桡动脉腕背支穿刺，动脉搏动点位于"鼻烟窝"处，相较经典桡动脉入路，远端桡动脉更为纤细，穿刺置鞘更为困难（图 4-4）；但近期研究证明，远端桡动脉入路的出血、血管闭塞等并发症发生率较经典桡动脉入路更低[4]。此外，ALLEN 实验阳性患者亦可选择该手术入路。

1. 适应证　同桡动脉入路，但 ALLEN 实验阳性亦可经远端桡动脉入路。

2. 技术要点　远端桡动脉穿刺较为困难，必要时可 B 超下辅助穿刺，一般选择"鼻烟壶"或合谷穴区域桡动脉。

四、上肢其他动脉入路

肱动脉与腋动脉是上肢可备选的手术入路，应用率较低，但其仍有自身应用价值，尤其对于其他穿刺通路建立失败，且需使用大口径通路导管的患者，肱动脉穿刺具有显著优势。但肱动脉位于肘窝内，解剖结构复杂，必要时需要切开穿刺，导致肱动脉入路并发症高，有报道并发症概率达 11.7%，主要包括穿刺点血肿、正中神经损伤等，这也进一步限制了肱动脉入路的应用[5]。腋动脉穿刺入路特点同肱动脉，但靠近胸壁，软

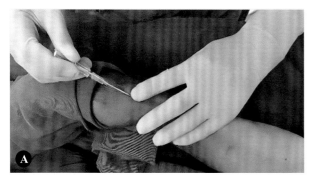
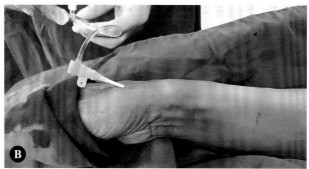
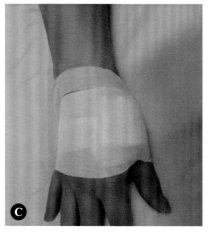
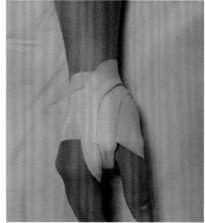
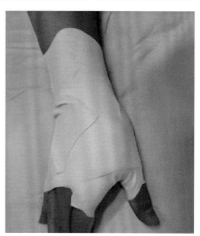

▲ 图 4-4　远端桡动脉穿刺（A）；远端桡动脉穿刺后置鞘（B）；远端桡动脉入路不同的包扎方法（C）

组织较多，穿刺风险高，多需彩超下引导或切开穿刺，临床中很少使用。

适应证　股动脉极重度狭窄或闭塞、复杂迂曲血管或病变位置无法经股动脉且需大直径血管鞘组的治疗患者。

五、颈动脉入路

颈动脉穿刺因压迫止血困难，具有发生术后血肿压迫气道引起窒息的风险，常规行神经介入诊疗时不作推荐。然而，当主动脉弓或弓下血管病变或存在明显变异，排除其他穿刺路径操作可行性时，为了越过复杂结构或病变，简化操作流程，缩短操作时间，颈动脉穿刺可以作为一种穿刺选项，但应重视术中、术后气管插管气道保护[6]。

1.**适应证**　外周血管极度迂曲，各种外周入路无法到达病变部位的患者。经颈动脉通路建立的适应证为经主动脉弓或解剖变异的股动脉入路无法建立稳定的血管通路，解剖变异的股动脉包

括牛型弓、Ⅱ型弓或Ⅲ型弓、血管极度迂曲或严重成角、颈总动脉成袢、颈总动脉开口狭窄、主动脉严重钙化。

2.**禁忌证**　前交通动脉未开放患者，在术后压迫止血时易中断脑血流，造成脑缺血。

典型案例

患者，中年男性，38 岁。

主诉：发现颅内动脉瘤 6 个月。

既往史：高血压病史 10 年，最高 220/140mmHg；既往多发颅内动脉瘤病史，主动脉严重迂曲伴主动脉夹层术后，6 个月前因蛛网膜下腔出血行颅内动脉瘤支架辅助栓塞术，遗留 1 处后交通动脉瘤未处理。

体格检查：神经系统查体阴性。

诊断：颅内多发动脉瘤，蛛网膜下腔出血史。

治疗方案：经皮颈动脉穿刺血流导向装置植入术。

手术材料：5F 动脉短鞘，5F 导引导管，200cm 0.014 英寸微导丝，血流导向装置 4.5mm×20mm，支架导管。

手术过程：全麻满意后，患者取仰卧位常规消毒铺巾，左侧颈总动脉入路，透视、路图指引下穿刺置入 5F 动脉短鞘，末端位于颈内动脉，泥鳅导丝配合 5F 指引导管同轴技术进入颈内动脉 C_2 段，Boston 微导丝配合支架导管以同轴技术进入左侧大脑中动脉 M_1 和 M_2 交界区，同时将指引导管引至颈内动脉 C_5 段，撤出微导丝，经支架导管将 4.5mm×20mm 密网支架小心、缓慢的引入颈内动脉 C_7 段，准确定位后小心释放支架，支架张开良好，完全覆盖动脉瘤部位，支架贴壁良好，术后颈内动脉造影血流通畅（图 4-5）。

3. **技术要点** ①经颈动脉入路需在全身麻醉及气管插管下进行；②可选择相应的导引导管或中间导管建立经颈动脉入路；③常规推荐采用手

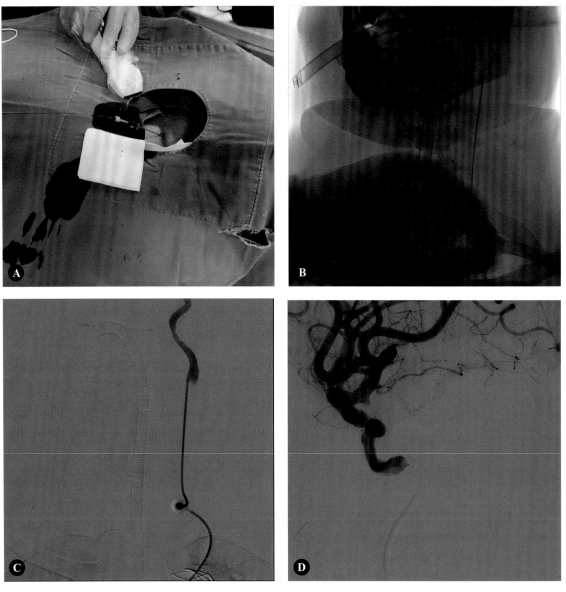

▲ 图 4-5　颈动脉入路置鞘手术

超声引导穿刺颈总动脉（A）；透视下引入导引导丝（B）；置入血管鞘，造影确认位于血管真腔（C）；送入导引导管至颈内动脉造影（D）

动压迫法止血，可使用血管封堵装置，必要时需要切开缝合。

六、静脉入路（图4-6和图4-7）

对于累及脑静脉和（或）静脉窦系统的脑血管疾病，如海绵窦动静脉瘘、硬脑膜动静脉瘘、动静脉畸形、静脉血栓等经静脉穿刺建立通路是神经介入诊疗操作的重要组成部分。经静脉穿刺建立通路包括股静脉、颈静脉、上肢静脉、眼上静脉等。主要并发症包括假性动脉瘤、岩下窦穿破、静脉破裂等。

1.适应证　累及脑静脉和（或）静脉窦系统的脑血管疾病。

典型案例

患者，中年女性，47岁。

主诉： 左眼疼痛肿胀伴视力减退2周。

既往史： 既往体健。

体格检查： 左眼外凸，巩膜可见大量血丝，眼睑略肿胀，左眼视力减退。

诊断： 海绵窦区硬脑膜动静脉瘘。

治疗方案： 颈静脉海绵窦区硬脑膜动静脉瘘栓塞术。

手术材料： 8F短鞘，6F 90cm长鞘，5F 115cm中间导管，弹簧圈，Onyx胶。

手术过程： 经股动脉、股静脉同时穿刺，经股动脉置入6F短鞘造影提示颈内动脉海绵窦区硬脑膜动静脉瘘。经股静脉置入8F短鞘，经6F 90cm长鞘配合5F 115cm中间导管上行至左侧颈内静脉经岩下窦至左侧海绵窦，依次使用弹簧圈、Onyx胶栓塞瘘口，经动脉造影瘘口消失实现完全治愈。

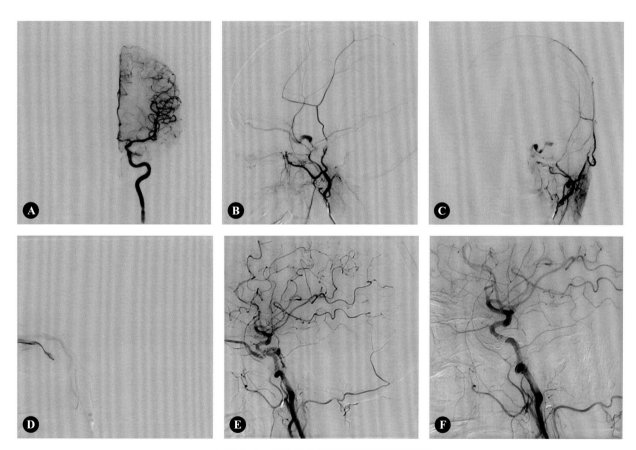

▲ 图4-6　股静脉入路治疗硬脑膜动静脉瘘

A至C.动脉造影提示颈内动脉海绵窦区硬脑膜动静脉瘘；D.中间导管上行至左侧颈内静脉经岩下窦至左侧海绵窦；E.使用弹簧圈、Onyx胶栓塞瘘口；F.动脉造影瘘口消失

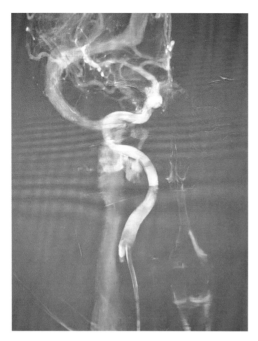

▲ 图 4-7　颈静脉入路穿刺，可利用长时间动脉造影制作静脉"路径图"来协助穿刺，规避颈动脉

2. **技术要点**　①因静脉压力较低，较细的穿刺针进入股静脉后，可能自发回血不畅或无自发回血，可借助注射器回抽确认；②推荐使用导引导管建立经静脉通路，必要时配合中间导管，以为系统提供强有力的支撑；③因为静脉瓣的存在，导引导丝送入遇阻时，应在透视下观察并调整导丝行进方向，切忌暴力操作；④股静脉穿刺后血栓形成，多由血管鞘留置过久或抗凝不足引起，规范化抗凝和静脉溶栓可有效预防和治疗该并发症。

（贺迎坤）

参考文献

[1] Frank JJ, Kamalakannan D, Kodenchery M, et al. Retroperitoneal hematoma in patients undergoing cardiac catheterization [J]. J Interv Cardiol, 2010,23(6):569-574.

[2] Pitta SR, Prasad A, Kumar G, et al. Location of femoral artery access and correlation with vascular complications. Catheter Cardiovasc Interv. 2011; 78(2): 294-299. doi:10.1002/ccd.22827.

[3] 中国研究型医院学会介入神经病学专委会经桡动脉介入协作组. 经桡动脉或远端桡动脉入路行脑血管介入操作中国专家共识 [J]. 中国脑血管病杂志, 2023, 20(1): 63-72, 封3.DOI:10.3969/j.issn.1672-5921.2023.01.010.

[4] 郭丹, 高跃, 柳暗明, 等. 经远端桡动脉路径行全脑血管造影及神经介入治疗：系统评价和 meta 分析 [J]. 国际脑血管病杂志, 2022, 30(3): 194-200.

[5] Parviz Y, Rowe R, Vijayan S, et al. Percutaneous brachial artery access for coronary artery procedures: Feasible and safe in the current era [J]. Cardiovasc Revasc Med, 2015, 16(8): 447-449.

[6] Leeds NE, Kieffer SA. Evolution of diagnostic neuroradiology from 1904 to 1999[J]. Radiology, 2000, 217(2): 309-318.

第5章 神经介入并发症及处理原则

神经介入的并发症大致包括神经系统并发症、穿刺并发症、造影相关并发症和其他并发症等。以下列举的并发症大致按操作顺序叙述，以经股动脉入路神经介入为例说明。

一、造影剂相关并发症

1. **造影剂过敏** 造影剂过敏又可分为类过敏反应与过敏反应。造影剂引起类过敏反应的机制为通过非免疫途径直接刺激肥大细胞或嗜碱性粒细胞释放组胺等生物活性介质、激活补体和缓激肽系统。造影剂引起过敏反应的机制为造影剂可构成抗原或半抗原与肥大细胞、嗜碱性粒细胞表面的特异性IgE抗体结合使其产生脱颗粒反应；使T淋巴细胞活化成效应T细胞后与靶细胞特异性结合，起到杀伤作用，或者刺激T细胞产生淋巴因子增强免疫作用。

造影剂过敏按照轻重程度可分为三类。
- 轻度：恶心、呕吐、发热感、流涕、大汗、轻度荨麻疹。
- 中度：声门水肿、支气管痉挛、眼睑水肿、呼吸困难、寒战、短暂昏迷、剧烈呕吐、重度荨麻疹。
- 重度：急性血压下降、循环衰竭、肺水肿、重度呼吸困难、急性昏迷、心律失常、心跳呼吸停止。

大多数造影剂过敏发生在用药后5min，用药后1h到1周的造影剂过敏成为迟发性造影剂过敏。

(1) 高危因素筛查：由于造影剂过敏的发生机制目前尚不清楚，且类型多样，发生时间不规律，严重性也不尽相同。因此，造影剂过敏高危因素筛查非常重要。在使用造影剂前，应充分询问患者患病史及过敏史。对于既往有支气管哮喘史、造影剂过敏史、碘过敏史或其他药物过敏史的患者，应高度警惕造影剂过敏的发生。此类患者使用非离子型造影剂相对安全，合并多种高危因素的患者推荐等渗造影剂，既往有造影剂过敏史的患者应避免使用同一种造影剂。严重肝肾功能不全、心肺功能障碍或其他严重基础疾病患者应避免使用造影剂。

(2) 选择合适的造影剂：非离子型单体碘造影剂刺激组织释放组胺较高渗离子型单体、低渗离子型二聚体和等渗非离子型二聚体要少得多。大量研究表明，非离子型碘造影剂具有更好的安全性。离子型碘造影剂过敏史的患者改用非离子型碘造影剂后再次发生严重速发型过敏反应的概率可降低为原来的1/10。

(3) 预防用药：糖皮质激素和抗组胺药物是预防造影剂过敏最常用的两类药物，适用于既往发生过造影剂或其他药品食品过敏，具体的给药方案、途径与剂量，尚无统一结论。

(4) 治疗原则：如果发生造影剂过敏，应立即停止造影，并给予对症治疗。轻度过敏反应患者，可观察一段时间看症状是否有缓解，若缓解则无须进一步治疗，若无缓解可口服马来酸氯苯那敏。中度过敏反应及时采取干预措施，可给予吸氧、肾上腺素等药物对症治疗，必要时可给予β_2受体激动药治疗支气管痉挛。重度过敏反应需立即采取抢救措施，保障患者生命安全。保持患者呼吸道通畅，必要时行气管切开，给予吸氧、监测血氧浓度和心电图、肾上腺素、开放静脉通道补充血容量，合理使用糖皮质激素和抗组胺药物，对心脏停搏者给予心肺复苏治疗。

对于造影剂所致过敏反应，可通过造影前对患者进行高危因素筛查、选择合适造影剂、预防用药和积极治疗等措施来减少其发生。只有在充分了解造影剂过敏发生机制的前提下，才能更好地进行防治，促进其临床的安全与合理应用。

2. 造影剂脑病　造影剂脑病（contrast-induced encephalopathy，CIE）是一种由血管内注射造影剂引起的较为罕见并发症，可引起多种神经症状，如头痛、意识障碍、癫痫、皮质盲等。在所有脑血管造影和后循环动脉瘤栓塞术中，CIE 发生率分别为 3.6% 和 2.9%。

目前关于 CIE 的病理生理机制尚未完全明确，主要有三种理论：①脑血管结构本身因素，动脉血管造影剂可以通过打开毛细血管紧密连接或增强内皮细胞吞噬作用穿透血 – 脑脊液屏障（blood-cerebrospinal fluid barrier，BCFB），进入枕叶大脑皮质，从而对神经细胞膜产生不利的影响，导致皮质盲或视觉空间处理障碍。② BCFB 受损，通常认为碘造影剂神经系统不良反应是因暂时性 BCFB 破坏，其可能与局部注射过多的造影剂有关，或者是在神经介入手术中，造影剂被反复注射到单根血管中，即使造影剂总量不多，反复注射的累积剂量也会导致 BCFB 破裂。③造影剂导致血管壁痉挛，由造影剂引起的血管壁刺激引起弥漫性血管痉挛可能是造影剂脑病的另一种机制。本质上可能和脑血流量减少有关。

CIE 的发作，通常发生在介入术后数小时到数天内，但也有个别案例报道其症状在术后 1 个月左右出现，主要临床表现从轻微症状（如头痛和呕吐）到严重症状［如局限性的皮质和皮质下功能缺损（如偏瘫、偏盲、皮质盲、失语和震颤麻痹）］及全身性损害（如癫痫和昏迷），呈自限性，通常在 24～72h 内症状完全消失，但也有症状持续的患者或是致死性病例。其中皮质盲为最常见的临床表现，精神状态改变通常是神经症状

的前兆。

造影剂脑病往往需要和脑缺血相鉴别，或者说脑血管造影或脑血管内治疗后的患者出现意识不清、肢体无力、癫痫等症状后首先要排除脑卒中类疾病。从头颅 CT 上看，患者可以表现出脑组织水肿、造影剂外渗等表现，但有些患者在 CT 上也可以没有这些特征性表现。从 MRI 上看，患者可以在 DWI 和 T_2 FLAIR 序列上表现为脑实质或者脑皮质下异常高信号影像，不同于急性缺血性脑卒中的是，在 CIE 中表观扩散系数是正常的（图 5-1）。

目前针对 CIE 的治疗方案主要包括：①给予充分水化，促进造影剂的排出，减少造影剂在体内存留时间，如患者肾功能较差，可及时给予血液透析治疗；②给予甘露醇等脱水药物，减轻脑水肿；③适量使用糖皮质激素，减轻神经毒性作用；④注意维持水电解质平衡；⑤若患者发生癫痫，给予抗癫痫药物对症治疗；⑥如有证据提示血管痉挛，可给予钙通道阻滞药解除痉挛。

CIE 呈自限性病程，大多数患者在 72h 内症状完全恢复，少数（约 15%）有持续性神经功能缺陷或死于脑水肿。因此，应早发现、早诊治，以避免潜在的有害影响。

3. 造影剂肾病　碘造影剂肾病（contrast-induced nephropathy，CIN）为造影剂应用于患者72h 内，出现的血清肌酐上升＞0.5mg/dl（44mol/L）或较基础值上升＞25%，并排除其他肾脏损害因素的急性肾功能损害。其发病率在一般人群中低于 2%。然而，当受检者伴随肾病危险因素时，发病率可达 20%～30%。

(1) 发病机制：CIN 的发病机制目前尚不清楚，近年来研究发现，造影剂对肾小管上皮细胞的直接毒性效应、肾髓质缺血性损伤和肾小管梗阻是CIN 发生的主要机制：①直接毒性效应：肾小管内的水分由于重吸收使得肾小管中造影剂的浓度升高，达到血浆浓度的 50～100 倍，从而损伤肾小管上皮细胞；②肾髓质缺血性损伤：注射造影剂后，肾脏血流重新分布，皮质血流增加而髓质

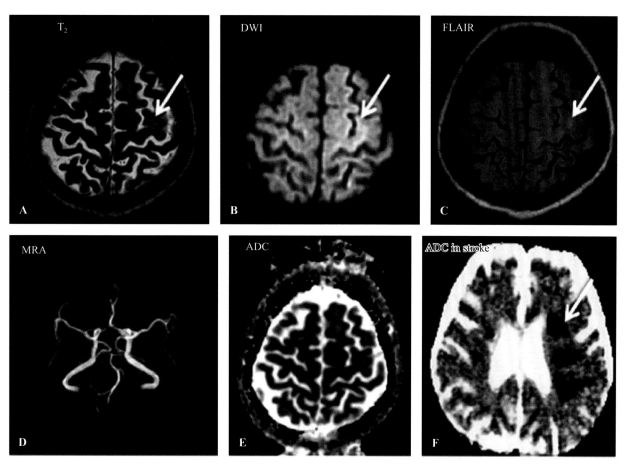

▲ 图 5-1　造影剂脑病的磁共振影像表现

A 至 C. 提示 CIE 在磁共振 T_2、DWI 以及 T_2FLAIR 序列都是高信号影，如箭所指；E. 提示 CIE 在磁共振 ADC 序列几乎是正常信号影；F. 提示急性脑梗死磁共振 ADC 序列是低信号影。引自 Spina et al[14]

血流减少，出现髓质缺血；③肾小管梗阻：造影剂具有渗透性利尿作用，利尿后脱水容易导致尿酸盐沉积形成结晶，堵塞肾小管。

常用 Mehran 评分系统作为 CIN 高危人群评级表（表 5-1）。

(2) 处理措施：目前尚未有特效防治 CIN 的方法，预防仍是其最有效的措施，需在使用造影剂的介入诊疗手术前进行风险评估，识别高风险人群和控制相关风险因素，采取如水化疗法、选择合适的造影剂类型和剂量、避免使用肾毒性药物、应用肾脏保护药物等积极有效的措施。

①水化疗法：推荐的水化方案是在造影剂注射前 6~12h 和之后的 12~24h 以 1.0ml/（kg·h）的速度静脉滴注生理盐水，对心力衰竭患者减半量。此外，还有一种替代方案是在造影剂注射前 1h 以 3ml/（kg·h）静脉滴注 1.25% 碳酸氢钠，在注射之后以 1ml/（kg·h）继续静脉滴注 1.25% 碳酸氢钠 6h。

②他汀类药物：他汀类药物能降低 CIN 的发生率和严重程度，起效机制包括抑制肾小管细胞摄取造影剂，减少内皮功能障碍和氧化应激，抵抗炎症反应，抑制系膜细胞增殖，保护肾细胞等。

西药类药物还包括尼可地尔和前列地尔、普罗布考、枸橼酸钾、呋塞米、辅酶 Q_{10} 和碳酸氢钠等，这些药物往往通过抗氧化、预防冠状动脉血液流变学改变、碱化尿液等作用来减少 CIN 的发生率。

表 5-1 Mehran 评分系统

危险因素	评 分
低血压	5
主动脉内球囊反搏	5
心力衰竭	5
年龄>15 岁	4
血清肌酐（Scr）>1.5mg/dl	4
贫血	3
糖尿病	3
造影剂用量（每 100ml）	1
eGFR 区间 40~60ml/（min·1.73m²）	2
eGFR 区间 20~40ml/（min·1.73m²）	4
eGFR 区间<20ml/（min·1.73m²）	6

评分标准：评分≤5 分，低危（CIN 发生率 7.5%）；评分 6~10 分，中危（CIN 发生率 14.0%）；评分 11~16 分，高危（CIN 发生率 26.1%）；评分>16 分，极高危（CIN 发生率 57.3%）
eGFR.估算的肾小球滤过率

　　避免使用肾毒性药物：避免使用肾毒性药物（如两性霉素、顺铂、氨基糖苷类抗生素、环孢素、襻利尿药、血管紧张素转化酶抑制药、非甾体抗炎药、二甲双胍等），可以防止肾小管的造影剂堆积，减少损害肾单位，避免过敏性肾炎发生。在介入诊疗过程中应尽量避免使用肾毒性药物，在介入治疗前 48h 或数天内停止使用上述药物；若条件允许，最好提前数周停用，以尽可能降低 CIN 风险。

　　综上所述，CIN 的发病机制目前尚未能完全阐明，一旦发生 CIN，可增加患者的死亡风险，至今尚无特效治疗方法，故早期选择更好的预防措施非常重要。

二、穿刺并发症

　　关于股动脉穿刺并发症的发生率，不同研究报道的数据不同，甚至差别较大，这可能与各研究定义的并发症标准不同有关。以穿刺部位血肿为例，严重血肿（定义为需要输血、外科清除或延期出院）的发生率约为 0.5%，而少量血肿（相对于严重血肿）的发生率可能高达 10%；动脉夹层或血栓造成动脉闭塞的发生率为 0.14%~0.76%，假性动脉瘤或动静脉瘘发生率为 0.1%~8.0%。股动脉穿刺并发症发生的危险因素包括女性、超重或消瘦（高或低 BMI）、既往股动脉穿刺史、股动脉高分叉，手术或操作技术危险因素包括穿刺侧别、穿刺方法（骨性标志、透视引导、超声引导）、动脉穿刺部位、血管鞘规格、术中和（或）术后抗凝情况及血管闭合装置的使用等。

　　1. 腹膜后血肿　腹膜后血肿是股动脉穿刺最致命的并发症，在低血压发生之前，腹膜后间隙内可能贮存了大量血液，多需紧急输血且致死率高，其发病率为 0.1%~0.7%。腹膜后血肿的发生，多因穿刺点过高而误入髂外动脉导致，而该部位腹股沟韧带紧张、动脉位置较深、局部结缔组织疏松、缺乏骨质支撑，难以实现有效压迫止血。采用透后壁穿刺时有效压迫止血更加困难。腹膜后血肿的临床表现包括腹股沟上区肿胀、压痛，严重的背部和下腹疼痛。此外，约 1/3 患者会有股神经病变。一般介入术后 3h 内即出现，但约 1/4 患者术后 3h 后才会出现上述症状。腹膜后血肿发生后，由于患者血压变化会有延迟，因此疑似腹膜后血肿的患者除给予生命体征监测外，应紧急行腹部 CT 扫描和增强扫描进行确诊，并判断是否有活动性出血。应对措施包括快速补液、输血并使用血管活性药物，严防失血性休克，以及外科或血管内修复、封堵出血点。对于顽固性低血压和 CT 提示活动性出血患者应尽快手术干预，手术方式包括外科修复、球囊封堵、覆膜支架置入。建议介入操作完成后例行股动脉穿刺点造影，便于早期发现腹膜后出血。

　　2. 假性动脉瘤　股动脉穿刺引起假性动脉瘤的发生率为 0.1%~8.0%，术后腹股沟区搏动性肿块对假性动脉瘤具有重要诊断价值。假性动脉瘤多因穿刺点未能严密止血，导致腹股沟区出血，从而形成血肿和假性血管壁。穿刺点过低（股动脉分叉处下方）时，因压迫止血缺乏深部骨性结构支撑，更易发生假性动脉瘤。假性动脉瘤的危险因素包括肥胖（BMI＞28kg/m²）、使用较粗的血管鞘、术前血小板计数＜$200×10^9$/L、压迫止血疲劳操作、左侧股动脉穿刺。假性动脉瘤的临床表现包括腹股沟区皮下搏动性肿块、穿刺点疼痛、听诊发现局部血管杂音。超声是诊断假性动脉瘤的主要手段，其典型表现为回声透亮的囊性肿块，彩色多普勒超声可探及典型的"双向"血流信号。此外，超声检查还可以明确假性动脉瘤的血管起源、数量、最大径、囊内血流量等。

(1) 预后和处置：直径＜3cm的假性动脉瘤一般预后良好且多可自愈。但是，对于直径≥3cm的假性动脉瘤，因为局部压痛明显，患者依从性差，且有潜在破裂出血和远端血管闭塞风险，应考虑予以治疗。

(2) 治疗方法：①超声引导下手动压迫，该方法旨在促进假性动脉瘤内血栓形成，可能耗时较长。对于体积较小的假性动脉瘤，成功率可高达98%。②彩色多普勒超声监测下瘤腔内血凝酶注射。使用22G或25G穿刺针经皮穿刺进入瘤腔内，缓慢注入血凝酶0.5～1.0ml（1000U/ml），使用彩色多普勒超声进行监测，当观察到瘤腔内血流完全停止时，即停止注射（根据病变愈合情况，可重复注射1～2次），有效率高达95%～97%。③血管内治疗，包括弹簧圈栓塞或覆膜支架置入（应避开重要分支动脉）。④外科手术修复，该方法仅推荐用于超声引导下手动压迫和瘤腔内血凝酶注射尝试失败时，且病变迅速增大或有活动性渗血及血肿较大（需清除血肿）或发生罕见的感染性假性动脉瘤。

3. 动静脉瘘　股动脉穿刺引起动静脉瘘的发生率不超过1%，多由于穿刺点过低导致动静脉短路，其危险因素包括：①术中肝素剂量≥12 500 U；②接受华法林治疗的患者；③左侧股动脉穿刺；④动脉性高血压；⑤女性。低流量动静脉瘘多无症状，仅流量较大时才可能表现为心力衰竭、下肢水肿或动脉供血不足等症状。股

动脉区听诊到血管杂音时应考虑动静脉瘘，但需通过彩色多普勒超声确诊。彩色多普勒超声诊断标准包括：①瘘口处有彩色"斑点"团，且动-静脉连接处有湍流；②与对侧相比，瘘口近心端血流量增加，且不受呼吸和动脉搏动的影响；③与对侧相比，瘘管远心端血流量减少。无症状性动静脉瘘可能自愈，症状性动静脉瘘处置方式包括手动压迫、手术结扎瘘口、覆膜支架置入和弹簧圈栓塞。

4. 股动脉分支血管损伤　股动脉穿刺过程中，导引导丝误入旋髂浅动脉或腹壁下动脉，可能造成上述分支血管夹层甚至破裂出血，其中腹壁下动脉破裂出血可能引起致命性的腹膜后血肿。上述血管发生破裂出血时，应尽快建立通路观察并超选进入受损血管，处置方式包括手动压迫止血、球囊压迫止血、弹簧圈栓塞及动脉内注射血凝酶、液体栓塞剂。

5. 皮下血肿　股动脉穿刺后皮下血肿发生率各研究报道的结果差异较大，可能与各研究中血肿量的诊断标准及测量方式不同有关。大多数情况下，皮下血肿很少需要手术清除，但会延长患者住院时间。皮下血肿多由穿刺点止血不彻底引起，危险因素包括使用糖蛋白Ⅱb/Ⅲa抑制药、溶栓治疗和术后使用肝素。皮下血肿进行性增大，且受累皮肤有发生潜在坏死的可能时，应积极手术清除血肿并修复漏口。

6. 股动脉夹层　股动脉夹层多由导引导丝或血管鞘损伤血管内膜引起，发生率一般不超过0.5%。然而，严重的股动脉夹层可能导致血管闭塞。根据动脉夹层的严重程度，临床表现从行走无力到患肢坏死不尽相同，其危险因素包括股动脉粥样硬化、动脉狭窄等。得益于逆血流穿刺方向，绝大多数动脉夹层并不会影响血流通畅性，甚至可能自愈。动脉夹层发生后，有经验的术者多能及时发现，并调整操作策略（从假腔回到真腔或更换为对侧穿刺），从而避免夹层加重。当股动脉夹层严重影响血流（甚至导致动脉闭塞）时，应及时干预，干预措施包括：①血管内球囊

持续扩张；②支架置入；③外科修复重建血流。

股动脉穿刺路径适用于大多数神经介入操作，利用股动脉解剖标志进行股动脉穿刺是最普及的方式，有些患者因为血管条件的原因，穿刺并发症难以避免，但是作为神经介入医生，一定要仔细研究股动脉的局部解剖，苦练基本功，通过技术将穿刺并发症减到最低。

三、神经系统并发症

1. 短暂性脑缺血发作或脑卒中 短暂性脑缺血发作或脑卒中是造影术中的严重并发症。原因可能是由于术中血管壁斑块脱落、导管内血栓形成、气体栓塞等。

处理方法：预防措施包括术前全身肝素化，避免导管内血栓形成；术中操作轻柔，对重度狭窄或高危斑块处非必要时切勿用导丝或导管强化通过，以防斑块破损继发斑块或血栓脱落；损伤过程中严格排空管道中的空气，防止气栓形成。一旦术中发生栓塞事件，需根据情况予局部溶栓或取栓治疗。

2. 弓上血管夹层 当发生弓上血管夹层时应立即暂停介入操作，数分钟后再行造影。若未引起管腔狭窄或管壁严重造影剂滞留，可不做特殊处理。

处理方法：当管腔血流受明显影响时，可能需支架置入治疗。

3. 血管痉挛 轻度的血管痉挛时应注意操作轻柔，避免大力牵拉，必要时可暂停操作，严重的血管痉挛可局部使用罂粟碱等。临床表现为患者术后出现眩晕或循环缺血等症状，原因为导管进入血管过深，在血管内停留时间过长，或者导管过硬机械刺激血管壁导致血管痉挛。

预防方法：操作者在术中轻柔操作，超选择性造影在无特殊需求下不进行。调低注射压，减少对患者造影剂用量。若患者在检查中血管痉挛现象严重，可局部使用罂粟碱等。对于累及直径＞1.5mm的症状性血管痉挛球囊形成的效果不错。

综上所述，神经介入中上述并发症的发生率并不高，但是需保持时刻警惕，一旦发生会带给患者巨大的痛苦及不可逆转的不良结局，需要医生在术前全面评估、术中规范操作、术后仔细观察，最大限度地降低手术并发症，使脑血管造影术更加安全可靠。

（于　嘉　孙　鹏）

参考文献

[1] Rosado Ingelmo A,Doña Diaz I,Cabañas Moreno R, et al.Clinical Practice Guidelines for Diagnosis and Management of Hypersensitivity Reactions to Contrast Media [J]. J Investig Allergol Clin Immunol, 2016, 26(3): 144-155; quiz 2 p following 155.

[2] Zhang BC,Hou L,Lv B, et al.Post-marketing surveillance study with iodixanol in 20 185 Chinese patients from routine clinical practices [J]. Br J Radiol, 2014, 87(1034): 20130325.

[3] Rose TA Jr,Choi JW.Intravenous Imaging Contrast Media Complications: The Basics That Every Clinician Needs to Know [J]. Am J Med, 2015, 128(9): 943-949.

[4] Kyung EJ,Ryu JH,Kim EY. Evaluation of adverse reactions to contrast media in the hospital[J].Br J Radiol, 2013, 86(1032) 20130418.

[5] Rear R, Bell RM,Hausenloy DJ.Contrast-induced nephropathy following angiography and cardiac interventions

[J]. Heart, 2016, 102(8): 638-648.

[6] Duan N,Zhao J,Li Z, et al.Furosemide with saline hydration for prevention of contrast-induced nephropathy in patients undergoing coronary angiography: a meta-analysis of randomized controlled trials[J].Med Sci Monit, 2015, 21: 292-297.

[7] Caspi O, Habib M, Cohen Y, et al.Acute Kidney Injury After Primary Angioplasty: Is Contrast-Induced Nephropathy the Culprit? [J]. J Am Heart Assoc, 2017, 6(6): e005715.

[8] Pistolesi V,Regolisti G,Morabito S, et al.Contrast medium induced acute kidney injury: a narrative review [J]. J Nephrol, 2018, 31(6): 797-812.

[9] Mamoulakis C, Tsarouhas K,Fragkiadoulaki I, et al.Contrast-induced nephropathy: Basic concepts, pathophysiological implications and prevention strategies [J]. Pharmacol Ther, 2017, 180: 99-112.

[10] Chu YT,Lee KP,Chen CH, et al.Contrast-Induced Encephalopathy After Endovascular Thrombectomy for Acute Ischemic Stroke [J]. Stroke, 2020, 51(12): 3756-3759.

[11] 张涛, 于嘉, 方伟, 等 . 中国神经介入穿刺建立专家共识 [J]. 中国脑血管病杂志 , 2023, 20(9): 637-649.

[12] Colombo E,Rinaldo L, Lanzino G.Direct carotid puncture in acute ischaemic stroke intervention [J]. Stroke Vasc Neurol,

2020, 5(1): 71-79.

[13] Noori VJ, Eldrup-Jørgensen J. A systematic review of vascular closure devices for femoral artery puncture sites [J]. J Vasc Surg, 2018, 68(3): 887-899.

[14] Spina R, Simon N,Markus R, et al.Contrast-induced encephalopathy following cardiac catheterization [J]. Catheter Cardiovasc Interv, 2017, 90(2): 257-268.

第6章 介入治疗前各项指标评估

血管内介入是脑血管病重要的治疗方法。做好规范细致的介入术前评估，对于保证介入手术安全、减少并发症非常重要。本章从临床特点评估、影像学及血流动力学评估、药物应用评估、实验室检查评估、术前讨论及风险评估等5个方面进行阐述。

一、临床特点评估

术前对患者的临床特点详细评估有助于医生把握患者手术指征、制订手术方案、判断预后有重要的意义。

1. **脑卒中危险因素评估** 对于拟行血管内介入治疗的患者，术前应针对相关危险因素进行充分评估、积极干预，以减少脑血管病复发风险，巩固介入治疗的远期疗效。目前循证医学证据充分、关注度高的可控危险因素包括高血压、脂代谢异常、糖代谢异常及糖尿病、吸烟、睡眠呼吸暂停等。此外，对于肥胖、酗酒、不良饮食习惯等危险因素也要予以干预。

2. **神经功能状态评估** 对于患者心理异常应当予以评估，并加强护理、医患交流及相应的药物治疗。对患者需给予的手术配合加以详细交代。对于有认知障碍的患者，应行神经心理量表测查［如简易智力状态检查量表（mini-mental state examination，MMSE）等］，明确患者认知障碍程度，便于术后进行量化比较及判断是否能够配合手术。术前应对患者神经系统症状进行评估，并通过美国国立卫生研究院卒中量表（National Institute of Health stroke scale，NIHSS）及改良 Rankin 评分量表（modified Rankin scale，

mRS）等量表对患者术前的神经功能进行量化，以便在术中及术后及时发现手术并发症。

3. **脑卒中病因分析** 国际上缺血性脑卒中的病因分型方法（如 TOAST 分型），在临床应用中有较好的可信度，对缺血性脑血管病的临床表现、转归、康复等方面均有较高的指导价值，有助于临床医生更有针对性地进行血管内介入治疗。对于大动脉粥样硬化、动脉夹层及放射性损伤等所致的脑动脉狭窄，均可考虑行介入治疗。

4. **其他重要器官评估**

(1) 心功能：心功能Ⅲ级以上、明显肺功能异常者全麻耐受差，手术风险大；基础心率≤50次/分，阿托品试验阳性或动态心电图监测有长间歇者，需在临时心脏起搏器保护下手术。合并严重冠状动脉狭窄者，应避免术中、术后长时间低血压，以防低血流灌注诱发急性冠脉综合征。

(2) 肺功能：术前明确患者的活动耐力情况和肺部疾病情况。若有感染征象，术前应予以抗感染治疗。术前应加强呼吸肌训练和有效的咳嗽训练，必要时咨询呼吸专科医生进一步评估。

(3) 肾功能：对单纯血肌酐升高者，术前、术中、术后应充分静脉补液加强水化；减少肾毒性药物，如抗菌药物、甘露醇及非甾体抗炎药的应用；选择合适的造影剂，如低渗或等渗含碘造影剂；尽量限制造影剂用量；对正在服用二甲双胍者，若肾小球滤过率估计值≥60ml/（min·1.73m²），术前不需停用二甲双胍，用造影剂后停用48h，根据复查肾功能恢复用药；若eGFR 为 30～59ml/（min·1.73m²）者，术前

需停服二甲双胍 48h，术后 48h 根据重新评估的肾功能决定是否恢复应用；当 eGFR≤30ml/（min·1.73m²）应停用二甲双胍。

二、影像学及血流动力学评估

（一）脑组织结构及脑血管路径评估

组织结构及脑血管的评估方法主要有 CT 扫描、CT 增强扫描，以及磁共振成像（MRI）[包括常规 MRI、弥散加权成像（diffusion-weighted imaging，DWI）、液体衰减反转恢复序列（FLAIR）等]。患者在术前应当根据病情需求，对上述方法进行适当的选择。CT 扫描是非急性缺血性脑血管病的常规和首选检查手段，用来排除颅内出血性疾病。CT 增强扫描有助于排除颅内肿瘤，在此基础上重建的 CTA 有助于术者评估脑血管路径。MRI 诊断缺血性脑血管病的价值要优于 CT，对于颅内肿瘤、腔隙性脑卒中的鉴别尤显重要，可以更好地指导手术方案的制订。

（二）病变血管管壁结构评估

动脉粥样硬化是缺血性脑卒中的重要危险因素。除了动脉斑块引起的管腔狭窄，斑块性质如易损斑块也可影响脑卒中的发生和复发。动脉易损斑块特征包括斑块内出血、富含脂质的坏死核心、薄或者破裂的纤维帽、斑块内炎症及新生血管化、斑块表面溃疡等。若需要了解动脉斑块厚度及体积，可采用超声、CT 或 MRI 进行定量评估。对于斑块表面形态，尤其是溃疡的识别，可应用 CTA、磁共振血管成像（magnetic resonance angiography，MRA）、超声造影成像，其中 CTA 准确性最高。对于评估富含脂质的坏死核心、薄或者破裂的纤维帽，首选 MRI。对于斑块内炎症及新生血管化，目前仅限于研究，相关影像学技术包括动态造影剂增强磁共振成像、超声造影成像、正电子发射断层成像术（positron emission tomography，PET）/CT 等。

（三）狭窄程度的测量

由于各种无创检查的缺陷，支架术前血管狭窄率的计算需以 DSA 为标准，并以狭窄表现最严重的照射角度进行测量；狭窄程度是对病变血管实施手术及材料选择的重要依据。

1. *颅内血管病变* 参照华法林、阿司匹林治疗症状性颅内动脉狭窄（WASID）计算法，即狭窄率（%）=（1- 狭窄最重处血管直径 / 狭窄近端正常血管直径）×100%（图 6-1）。

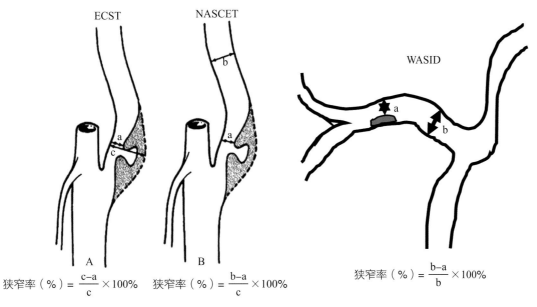

狭窄率（%）= $\frac{c-a}{c}$ ×100%　　狭窄率（%）= $\frac{b-a}{c}$ ×100%　　狭窄率（%）= $\frac{b-a}{b}$ ×100%

▲ 图 6-1　颈动脉狭窄以及颅内血管狭窄程度的测量

WASID. 华法林、阿司匹林治疗症状性颅内动脉狭窄计算法；NASCET. 北美症状性颈动脉内膜切除试验协作研究组标准；ECST. 欧洲颈动脉手术试验计算法

2. **颅外血管病变** 参照北美症状性颈动脉内膜切除试验（NASCET）协作研究组的标准：狭窄率（%）=（1- 狭窄最重处血管直径 / 狭窄远端正常血管直径）×100%；欧洲颈动脉手术试验（ECST）计算法：狭窄率（%）=（1- 狭窄最重处血管直径 / 狭窄处正常血管直径）×100%（图 6-1）。

（四）侧支循环代偿评估

脑侧支循环是指当大脑的供血动脉严重狭窄或闭塞时，血流可以通过侧支血管吻合到达缺血区，从而使缺血组织得到不同程度的灌注代偿（图 6-2）。

一级侧支为 Willis 环，二级侧支为脑软膜血管吻合支及眼动脉吻合支，三级侧支为新生血。其中 Willis 环是脑内最重要、最主要的代偿途径，可迅速使左、右大脑半球及前、后循环的血流相互沟通；一级侧支循环代偿如果不能满足灌注需求，二级侧支循环随即开放，三级侧支循环代偿因为血管新生过程，所以需在缺血数天后才能建立血流代偿。

影响侧支代偿的因素

(1) 侧支循环血管变异性：侧支循环的结构完整性是发挥其一级和二级侧支循环代偿能力的重要前提，尤其是 Willis 环，而普通人群中 Willis

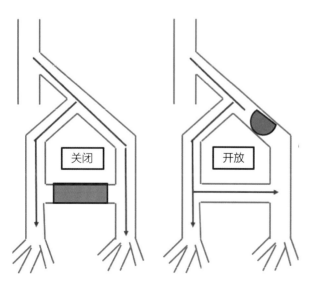

▲ 图 6-2 脑缺血后侧支循环开放示意

环的完整率仅为 42%～52%。

(2) 高龄、高血压、高脂血症和糖尿病：随年龄增大，持续血压增高、高脂血症和血糖增高，患者血管调节能力和内皮功能下降，从而三级侧支循环代偿的建立能力均下降。

(3) 其他因素：①侧支循环血管管径：Willis环管径<1mm，其代偿能力不良；②血管狭窄程度和速度：狭窄程度越重，狭窄发生速度越慢，侧支循环越好。

三、药物应用评估

1. **抗血小板治疗** 抗血小板治疗是预防围术期脑缺血事件的重要举措。目前临床研究所采取的方案：①择期手术至少术前 3～5 天联合应用阿司匹林（100mg，每日 1 次）和氯吡格雷（75mg，每日 1 次）；②如患者需行急诊介入，则应在术前口服负荷剂量抗血小板药物［阿司匹林（300mg，即刻）和氯吡格雷（300mg，即刻）］；③支架置入术后应继续口服阿司匹林（100mg，每日 1 次）联合氯吡格雷（75mg，每日 1 次），双抗服用 5 天后可以通过血栓弹力图血小板杯检测血小板抑制率是否达标。需要注意的是，能够影响血栓弹力图血小板杯结果的条件比较多，结果也仅供参考，还需要结合患者的临床状态，双抗一般至少服用 3 个月，然后改为阿司匹林或氯吡格雷单药长期治疗。

2. **抗凝治疗** 支架、球囊扩张及动脉瘤栓塞等治疗手术全程应全身肝素化，肝素初始剂量为肝素 70U/kg 体重，以后手术时间每延长 1h 追加初始剂量肝素的 1/2。急诊取栓一般不推荐肝素化。静脉窦血栓介入术后需抗凝。

3. **控制血压** 术前、术中均应控制血压接近正常。为防止过度灌注综合征的发生，对重度狭窄或闭塞病变的患者，术后血压应低于术前基础血压 20～30mmHg（但需>90/60mmHg）；对双侧颈动脉重度狭窄且此次手术仅解除单侧血管狭窄者，血压不能太低；对长期血压偏高合并重度血管狭窄者，也要兼顾患者对降压的耐受性。术后控制血压可选用乌拉地尔等药物，避免选用尼莫地平等扩张脑血管的药物。

4. 他汀类治疗 对动脉粥样硬化血管狭窄，常规术前及术后终身应用他汀类药物，大多选择高强度他汀类药物（如阿托伐他汀或瑞舒伐他汀），并根据治疗后 LDL 达标情况调整用药（一般推荐 LDL 为 1.8mmol/L）。

四、实验室检查评估

实验室检查是临床诊断和治疗的基石，对疾病的病因、分型、严重程度及预后评估等都有一定的提示作用。

1. 血尿粪常规 血常规、尿常规和粪便常规作为临床常规检查被广泛应用，在术前评估中也被作为常规实验室检查项目。我们借鉴急性缺血性脑血管介入治疗的入排标准，将排除标准定为血小板计数 $<50 \times 10^9/L$ 是相对安全的，但建议临床医生根据患者实际情况，决定患者接受手术及长期抗血小板药物治疗的获益及风险。此外，也应当关注血红蛋白浓度、白细胞计数、C 反应蛋白等指标。对于血常规、尿常规检查明显异常者，应积极寻找病因，并予以纠正。

在粪便常规检测中，应当着重关注粪便隐血。对于有明确粪便隐血者予以寻找原因，必要时行胃、肠镜等相关检查，以明确有无消化道疾病。结合检查结果，确定治疗方案。

2. 血液生化 血液生化检查对于颅内、外大动脉粥样硬化性易损斑块或动脉源性栓塞的缺血性脑血管病患者，应当尽早启动强化他汀治疗。在介入治疗前，要尤其关注血糖水平。对于非急诊介入治疗，我们也建议充分评估好患者的血糖水平，血糖水平控制稳定后，再行介入治疗。此外，血清肌酐是反映肾功能的直接指标，拟行介入治疗患者的血清肌酐不应 $>250\mu mol/L$。

3. 凝血功能 凝血功能检查对于已知遗传性或获得性出血性疾病、凝血因子障碍者或口服抗凝血药者，拟行介入治疗术前，应当对患者的凝血酶原时间、活化部分凝血活酶时间、凝血酶时间、纤维蛋白原进行评估。介入术前及术后予以双重抗血小板药物治疗具有较高的出血风险，若凝血指标明显异常，介入治疗需慎重。

五、术前讨论及风险评估

1. 术前讨论制度 对于缺血性脑血管病患者而言，介入治疗是在标准药物治疗之上的补充，不能完全代替其他治疗。各中心应将介入术前讨论制度化，术前回顾患者的病史、相关检查检验结果及目前治疗方案。评估介入治疗的必要性及手术风险，结合患者的社会经济情况，全面权衡介入治疗的利弊。结合患者的症状、体征，分析术中和术后可能出现的紧急情况和并发症，根据患者的病情特点和影像学检查结果，制订个体化治疗方案。

2. 责任病变血管确认及手术技术评估 术前应再次评估手术适应证和禁忌证，细化介入治疗方案。以"问题解决充分、操作步骤简便"作为技术方案制订原则。术前对患者的穿刺部位血管，如股动脉的搏动状况进行细致评估。如拟穿刺动脉明显硬化、触诊不清、搏动减弱或消失，应选择其他动脉穿刺。对于复杂血管病变进行介入治疗时，应首先确认责任病变血管。

介入术前，术者应当结合病变血管部位及特征，评估器械输送难度，并对血管撕裂、夹层形成、急性血栓形成及栓塞等严重并发症的发生风险进行评估。当发现介入治疗风险高，技术成功可能性低时，应当以患者的整体预后作为考虑中心，选择其他方法进行治疗。

3. 并发症处理预案制订 根据患者的病情和治疗方案，分析术中和术后可能出现的紧急情况，制订针对性预案，准备相应的器材和药品，并与相关科室的专科医生事前联系。介入相关的并发症包括介入穿刺点并发症、血管相关并发症、神经系统和终末器官的并发症、器械和操作相关的并发症等。此外对于造影剂相关不良反应、气体栓塞等也需要相应的处理预案。

良好的术前评估是脑血管介入手术至关重要一环，是保证患者安全，手术成功，最大限度地降低并发症的关键。给予怎么样的重视都不为过。

（于　嘉　孙　鹏）

参考文献

[1] Togao O, Hiwatashi A, Obara M, et al.4D ASL-based MR angiography for visualization of distal arteries and leptomeningeal collateral vessels in moyamoya disease: a comparison of techniques[J].Eur Radiol, 2018, 28(11): 4871-4881.

[2] Chng SM,Petersen ET,Zimine I, et al.Territorial arterial spin labeling in the assessment of collateral circulation: comparison with digital subtraction angiography [J]. Stroke, 2008, 39(12): 3248-3254.

[3] Wang DJ, Alger JR, Qiao JX, et al.The value of arterial spin-labeled perfusion imaging in acute ischemic stroke: comparison with dynamic susceptibility contrast-enhanced MRI [J]. Stroke, 2012, 43(4):1018-1024.

[4] Vilela P,Rowley HA.Brain ischemia: CT and MRI techniques in acute ischemic stroke [J]. Eur J Radiol, 2017, 96:162-172.

[5] Marks MP,Lansberg MG, Mlynash M, et al. Effect of collateral blood flow on patients undergoing endovascular therapy for acute ischemic stroke[J].Stroke, 2014, 45(4): 1035-1039.

[6] 刘新峰，刘锐，朱武生，等．中国缺血性脑血管病非急诊介入治疗术前评估专家共识 [J]. 中华内科杂志 2020 年 59 卷 4 期 277-285 页 MEDLINE ISTIC PKU CSCD CA, 2021.

[7] 黄家星，林文华，刘丽萍，等．缺血性卒中侧支循环评估与干预中国专家共识 [J]. 中国卒中杂志，2013, 8(4): 9.

第二篇　颅内动脉瘤栓塞技术

第7章　血流导向装置治疗颅内动脉瘤技术

血流导向装置（flow diverters，FD）最初用于治疗未破裂颈内动脉大／巨大型动脉瘤，多个研究显示 FD 植入后 6～8 个月动脉瘤的完全闭塞率达 70%～80%，且随着时间推移，完全闭塞率还会增高。FD 的使用，从根本上改变了大／巨大颅内动脉瘤介入治疗后高复发率的困境，治疗理念也从动脉瘤内的致密填塞转向载瘤动脉的血管重塑，具有划时代的意义。随着经验的积累，FD 的使用范围越来越广。

一、适应证

血流导向装置治疗颅内动脉瘤技术的适应证有 4 类：①颈内动脉的未破裂宽颈动脉瘤（包括小型、中型、大型／巨大型动脉瘤）；②急性破裂动脉瘤（如血疱样动脉瘤），Willis 环远端的宽颈动脉瘤，FD 治疗有较高的动脉瘤闭塞率，但并发症发生率也较高，应慎重选择；③复杂的后循环动脉瘤，FD 治疗的动脉瘤闭塞率较前循环动脉瘤低；④基底动脉瘤，FD 治疗后缺血并发症发生率高，临床选择应更加慎重。

二、禁忌证

血流导向装置治疗颅内动脉瘤技术的禁忌证有 3 类：①不能耐受抗血小板治疗；②感染性动脉瘤；③动脉瘤附近的载瘤动脉有重度狭窄（相对禁忌）。

三、病例分析

患者女性，51 岁。

主诉：间断头痛头晕 3 个月。

既往史：高血压病史 20 年，最高 165/85mmHg，硝苯地平控释片 30mg，每日 1 次，血压控制可。

体格检查：血压 130/75mmHg，心率 70 次／分，神清语利，四肢肌力、肌张力正常，病理征阴性。

治疗方案：阿司匹林 100mg，每日 1 次、氯吡格雷 75mg，每日 1 次，术前使用 7 天，血流导向装置加弹簧圈栓塞。

手术材料：6F 短鞘、右侧 6F Neruo Max.90cm 长鞘，6F Envoy、6F Navien 115cm 中间导管，Marksman 支架导管，Echelon-10 微导管，0.014″ Synchro 微导丝，Pipeline Flex 4.5mm×20mm 支架，ev3 Axium 弹簧圈。

手术过程：全麻后双侧股动脉穿刺，左侧 6F 短鞘，6F Envoy 置于颈内动脉起始部，备用。右侧 6F 长鞘，置于颈内动脉起始部，6F Navien 中间导管输送到颈内动脉海绵窦段，Synchro-14 微导丝引导 Marksman 支架导管到达大脑中动脉 M_3 段备用。通过 Envoy，Synchro-14 微导丝引导 Echelon-10 微导管进入动脉瘤。经支架导管输送 Pipeline Flex 4.5mm×20mm 到大脑中动脉水平段。在大脑中动脉释放，确认头端打开后，缓慢回撤至颈内动脉，确认支架位置满意后采用"推拉手法"，释放支架。造影显示动脉瘤内有明显造影剂滞留，VASO CT 显示支架贴壁良好，撤出支架导管。经 Echelon-10 微导管送入弹簧圈数枚，造影显示动脉瘤栓塞，载瘤动脉通畅，结束手术（图 7-1）。

四、技术要点

使用 FD 需要精准评估载瘤动脉的直径，应该利用 3D-DSA、工作位造影等，从至少两个位置测量 FD 拟覆盖载瘤动脉的直径。一般来说，FD 的直径选择主要参考近心端血管的直径，以利于支架贴壁，但还要兼顾血管迂曲程度等因素，不宜选择过长的 FD。评估还应包括主动脉弓型、颈内动脉海绵窦段血管迂曲程度、近远端血管直径差、动脉瘤大小等多种因素。动脉瘤内是否需要填塞弹簧圈有不同的观点，需要根据实际情况决定。

因为 FD 的释放需要采取"推拉"（push and pull）技术，强调中间导管高到位，前循环应该至少到达海绵窦段，后循环达到 V_4 段，使用新一代长鞘有利于中间导管的高到位，增强系统给他稳定性。

FD 的专用导管到位后，多在大脑中动脉 M_1

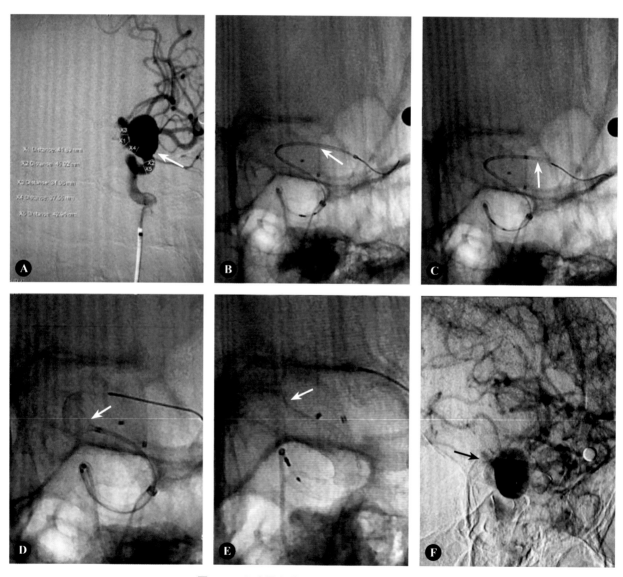

▲ 图 7-1　血流导向装置治疗颅内动脉瘤手术过程
A 至 F. 释放支架一枚

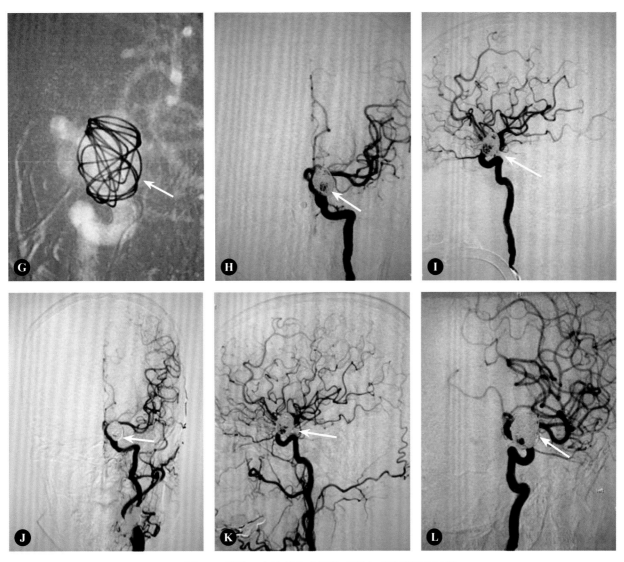

▲ 图 7-1（续）　血流导向装置治疗颅内动脉瘤手术过程
G 至 I. 支架术后弹簧圈填塞；J 至 L. 术后 6 个月复查造影

段或血管的平直段打开支架头部，确认头端打开后缓慢回撤至支架的"着陆"区域，再使用"推拉"技术逐步释放支架。FD 头端充分打开并与血管贴壁对于后续操作非常重要，由于在初始阶段主要采用"推"的方式释放支架，前端的导引丝会前串，需要警惕损伤小穿支血管。释放 FD 过程中，支架导管张力需要不断调整，以利于 FD 的每一段完全打开，如果反复推拉仍不能打开，需要回收支架后再释放，必要时更换支架。

FD 释放后，需要用微导丝反复在支架内"按摩"（massage），增强支架的贴壁性，如果仍有贴壁不好的情况，可使用球囊扩张的方法解决。手术结束前最好做支架精显（如 VASO CT），进一步观察支架的位置和贴壁情况。

FD 的围术期用药非常重要，术前应该充分抗血小板治疗，有条件的单位可进行血小板功能评价，术后也应根据指南要求规律使用。激素和替罗非班等药物的使用有争论，需要更多的研究证据。

（贾建文　汪　阳）

第8章　WEB装置栓塞分叉部囊性动脉瘤技术

Woven EndoBridge（WEB）是一种瘤内扰流装置，特别适用于宽颈且位于血管分叉处的囊性动脉瘤，相比于支架辅助动脉瘤栓塞术，WEB装置植入后可无须使用抗血小板药物（除非WEB突入载瘤动脉较多，占管径1/3～1/2，才根据具体情况需要使用双抗或者单抗药物）。WEB装置由圆桶形或球形编织物的铂芯镍钛合金丝组成，可自膨胀，并且可以电解脱。

一、适应证

WEB装置栓塞分叉部囊性动脉瘤技术适用于在大脑中动脉分叉部，颈内动脉末端，前交通动脉复合体或基底动脉顶端的囊性动脉瘤使用。对动脉瘤直径为3～10mm且瘤颈尺寸≥4mm，或者1＜瘤颈比＜2的囊状宽颈颅内分叉部动脉瘤成年患者进行血管内治疗。

二、禁忌证

已知有活性细菌感染可能会对植入手术产生干扰或有负面影响的患者。已知对镍过敏的患者。

三、病例分析

患者男性，50岁。

主诉：头晕、头痛4天。

既往史：高血压病史，服用苯磺酸氨氯地平治疗，控制差。30年前因外伤性出血，行血肿清除及去骨瓣减压，术后遗留右眼失明及对光反射消失。7年前癫痫病史，大发作2～3次，服药控制后停药未再发。

体格检查：神清、精神可，生命体征平稳，额骨部分缺如，双侧瞳孔等大等圆，直径约3mm，左侧对光反射灵敏，右侧直接对光反射消失，间接对光反射迟钝，嘴角伸舌无歪斜。颈软，心肺听诊无殊，腹平软，肝脾肋下未及，四肢感觉对称，活动自主，肌力Ⅴ级，肌张力不高，病理征阴性。

辅助检查：头颅CTA及头颅增强MRI提示：考虑前交通动脉瘤（图8-1）。

治疗方案：阿司匹林（拜耳）100mg，每日1次及氯吡格雷（波立维）75mg，每日1次，治疗3天，行WEB动脉瘤内扰流装置植入术治疗。

手术材料：6F 90cm长鞘、6F Sophia中间导管、VIA33微导管、0.014英寸微导丝、WEB SL（10mm×8mm）。

手术过程（图8-2）：①先行全脑血管造影：行颈内动脉正侧位造影及3D造影，显示左侧前交通动脉动脉瘤，瘤体9.26mm×8.66mm×8.21mm大小，瘤颈约6mm。②更换为90cm长鞘+115cm 6F Sophia超选至颈内动脉交通段。路图下将使用经塑形VIA33微导管在0.014英寸微导丝带领下超选进入左侧前交通动脉动脉瘤纵深的1/2，缓慢撤退微导管，部分释放WEB SL（10mm×8mm）。待WEB头部展开后再整体推送微导管系统至瘤体深部，缓慢推送WEB输送导丝直至整个WEB展开。造影复查显示动脉瘤内造影剂滞留，瘤颈封堵满意，载瘤动脉及双侧大脑前动脉通畅，无明显狭窄。透视下电解脱WEB。至此，完成WEB动脉瘤内扰流装置植入术。

术后随访：术后6个月及12个月复查脑血

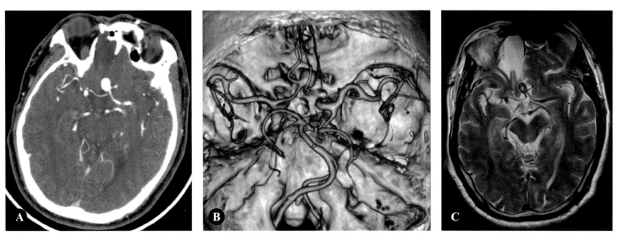

▲ 图 8-1　前交通动脉瘤

A. 头颅 CTA 结果；B. CTA 重建结果；C. MRI T_2WI 像

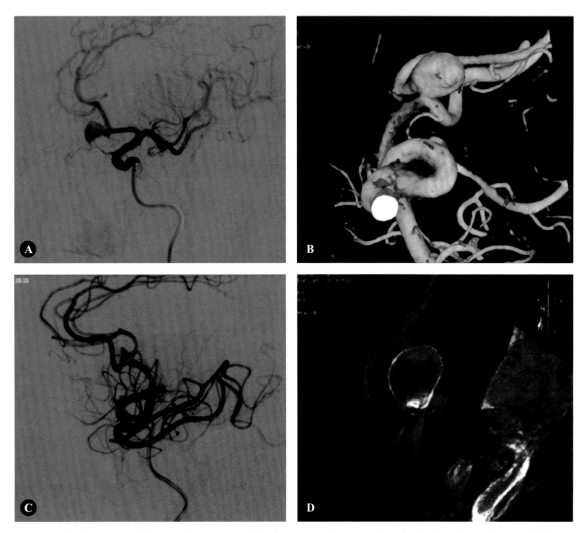

▲ 图 8-2　术前造影，提示前交通动脉瘤（A）；术前造影 3D 重建（B）；术后造影，提示瘤内血流明显淤滞（C）；术后支架造影，提示 WEB 装置瘤内贴壁良好（D）

管造影提示：左侧前交通动脉瘤瘤内扰流装置植入术后，未见明显残留及复发（图 8-3）。

四、技术要点

MicroVention，Inc 研制的极具想象力的栓塞材料，即 Woven EndoBridge（编织内桥装置，WEB）。采用金属丝编织技术，形成独特的球形网状结构，专门针对宽度在 3～10mm 的囊性动脉瘤。通过将 WEB 装置置入动脉瘤囊内以改变动脉瘤颈部的血流，同时诱发瘤内血栓形成，最终达到动脉瘤治愈的目的。该装置多用于治疗前交通动脉动脉瘤、基底动脉尖、颈内动脉分叉部及大脑中动脉分叉部的囊性宽颈动脉瘤。

WEB 的释放过程中对动脉瘤长轴与动脉瘤颈的角度有比较高的要求，即两者偏差角度不能过大，最好尽量接近垂直且在同一平面内。若载瘤动脉与动脉瘤体长轴的角度过大，或者瘤体形态不规则，释放 WEB 时易出现装置展开困难，到位不满意、贴壁差，甚至瘤内翻转。从而增加动脉瘤栓塞不完全、术后复发的概率。若 WEB 突入载瘤动脉过多，易引发载瘤动脉狭窄、闭塞等问题。此时需其他辅助手段，如球囊辅助、支架辅助等进行补救。

球囊辅助栓塞过程中，不建议将球囊完全充盈。这样既可以起到对微导管稳定作用的同时，又避免因过度充盈时使动脉瘤内压力增大及将微导管固定限制其轻微摆动而导致动脉瘤发生术中破裂。

WEB 适用于宽颈且位于血管分叉处的囊状动脉瘤。长期随访显示使用 WEB 装置治疗破裂和未破裂的颅内动脉瘤可以得到满意栓塞结果，且与支架辅助技术相比，手术时间短操作简便并发症少，不需要长期抗血小板药物干预。特别是对于破裂的宽颈动脉瘤获益明显。目前 WEB 治疗颅内动脉瘤还有一定局限性，不仅对动脉瘤位

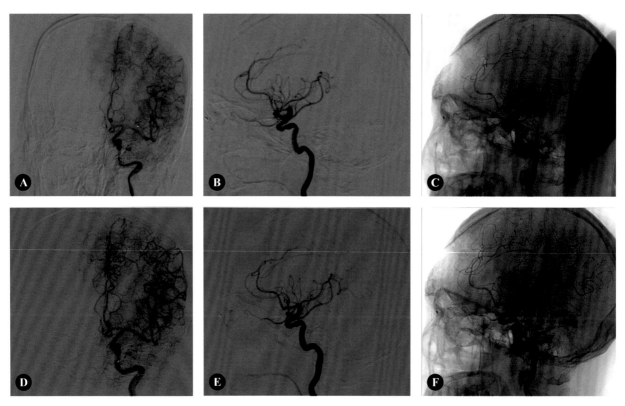

▲ 图 8-3　A 至 C. 术后 6 个月脑血管造影复查结果，未见动脉瘤残留及复发；D 至 F. 术后 12 个月脑血管造影复查结果，亦未见动脉瘤残留及复发

置、大小、形态特征有要求，还包括对 DSA 机器图像，精准测量动脉瘤大小都有要求。随着器械的持续优化，新一代 WEB17 已经开始应用临床，使得 WEB 技术能够应用于治疗小型分叶动脉瘤、侧壁动脉瘤，以及弹簧圈栓塞后或开颅夹闭手术后复发的动脉瘤。甚至有临床案例成功运用 WEB 技术治疗颈静脉球部憩室引发的搏动性耳鸣。此外，随着 Contour 等其他类型的瘤内扰流装置亦逐渐问世并应用于临床，颅内动脉瘤的介入治疗将有越来越多的选择。

（凌晨晗　许　璟）

参考文献

[1] Xie Y, Tian H, Xiang B, et al. Woven EndoBridge device for the treatment of ruptured intracranial aneurysms: A systematic review of clinical and angiographic results [J]. Interv Neuroradiol, 2022, 28(2):240-249.

[2] Alkhars H, Haq W, Al-Tayeb A, Sigounas D. Feasibility and Safety of Transradial Aneurysm Embolization: A Systematic Review and Meta-Analysis [J]. World Neurosurg, 2022, 165: e110-e127.

[3] Essibayi MA, Lanzino G, Brinjikji W. Safety and Efficacy of the Woven EndoBridge Device for Treatment of Ruptured Intracranial Aneurysms: A Systematic Review and Meta-analysis [J]. AJNR Am J Neuroradiol, 2021, 42(9):1627-1632.

[4] Harker P, Regenhardt RW, Alotaibi NM, Vranic J, Robertson FC, Dmytriw AA, et al. The Woven EndoBridge device for ruptured intracranial aneurysms: international multicenter experience and updated meta-analysis [J]. Neuroradiology, 2021, 63(11): 1891-1899.

[5] Zhang SM, Liu LX, Ren PW, Xie XD, Miao J. Effectiveness, Safety and Risk Factors of Woven EndoBridge Device in the Treatment of Wide-Neck Intracranial Aneurysms: Systematic Review and Meta-Analysis [J]. World Neurosurg, 2020, 136:e1-e23.

第9章 覆膜支架阻断技术

覆膜支架阻断技术是指在载瘤动脉中置入覆膜支架实现腔内隔绝动脉瘤的治疗技术。

一、适应证

颅内动脉损伤所致假性动脉瘤、部分血疱样动脉瘤、部分瘤颈较短且载瘤动脉较平直的大或巨大动脉瘤。

二、禁忌证

动脉瘤附近的载瘤动脉有重要分支（如脉络膜前动脉、胚胎型大脑后动脉等）发出，入路严重迂曲。

三、病例分析

患者男性，31岁。

主诉： 经蝶内镜垂体瘤切除术中鼻腔大出血5天。

现病史： 患者5天前行经蝶内镜复发性垂体瘤切除术，术中损伤颈内动脉，出血2500ml。棉条填塞后暂时止血，立即去复合手术室行DSA，未见明显动脉破口。给予补液抗休克、自体血回收输血等措施后病情稳定回监护室治疗。

既往史： 垂体瘤病史5年，曾2次行垂体瘤切除术。

体格检查： 血压118/78mmHg，心率75次/分，神清语利，四肢肌力、肌张力正常，病理征阴性。

治疗方案： 阿司匹林（拜耳）300mg、氯吡格雷（波立维）300mg术前4h顿服；覆膜支架置入术。

手术材料： 6F长鞘、6F Navien中间导管、0.014英寸Transend微导丝、Willis 4.5mm×16mm支架。

手术过程（图9-1）： 应用6F长鞘到位于左颈内动脉起始部，6F Navien中间导管输送到颈内动脉岩段增加支撑，Transend微导丝引导Willis 4.5mm×16mm支架到左颈内动脉海绵窦段，确认支架位置满意后充盈球囊，释放支架。造影显示动脉瘤不再显影，载瘤动脉通畅。

四、技术要点

颈内动脉损伤所致假性动脉瘤，没有真正的瘤腔，采用传统的弹簧圈栓塞难以填塞动脉破口。采用密网支架治疗亦有成功的病例报道，但密网支架的止血效果不确切，有再出血的可能。如果血管条件适合，覆膜支架是这类损伤的最佳治疗策略。

应用覆膜支架对载瘤动脉血管条件的要求：①支架覆盖的血管节段没有重要的分支发出，否则有可能出现严重的穿支损害事件，导致神经功能障碍，如视力下降、偏瘫等；②支架释放的血管节段要求平直，最好远离血管的转折处；③病变近端与远端的血管管径相差不要过大。

覆膜支架较颅内自膨支架偏硬，支架能否输送到位是手术成功的关键。使用中间导管尽量输送到病变近端，配合选用支撑性更强的导丝能增大支架成功输送到位的概率。

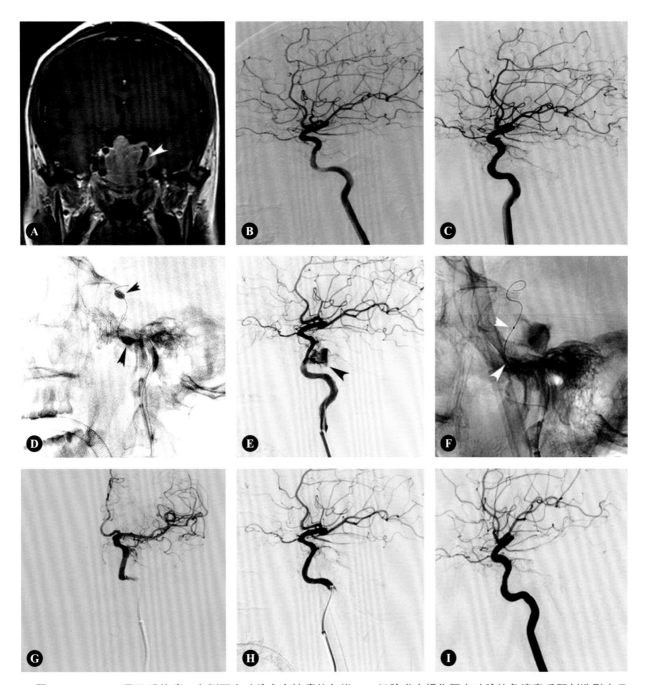

▲ 图 9-1　A. MRI 显示垂体瘤，左侧颈内动脉完全被瘤体包绕；B. 切除术中损伤颈内动脉棉条填塞后即刻造影未见明显异常；C. 术后 5 天拔除棉条前再次造影仍未见异常；D. 球囊充盈后拔除棉条；E. 撤除棉条后再次造影发现动脉破口，假性动脉瘤形成；F. 释放 Willis 4.5mm×16mm 支架一枚；G 和 H. 支架术后即刻正侧位造影；I. 术后 2 个月复查造影

（张义森）

第 10 章　支架辅助弹簧圈血管补片技术

支架辅助弹簧圈血管补片技术（铆钉技术）是指采用闭环支架部分释放技术，在动脉瘤瘤颈的远心及近心端载瘤动脉腔内形成局限的楔形空间，弹簧圈同时填塞动脉瘤和楔形空间，支架释放后将载瘤动脉内的弹簧圈压在支架和载瘤动脉壁间，瘤体、载瘤动脉壁和载瘤动脉内的弹簧圈形成铆钉形状的血管补片（图 10-1）。

一、适应证

血疱样动脉瘤、假性动脉瘤。

二、禁忌证

存在抗凝、抗血小板治疗禁忌的患者。

三、病例分析

（一）典型病例 1

患者男性，35 岁，右侧颈内动脉血疱样动脉瘤。

既往史：高血压 3 年。

体格检查：嗜睡，左、右瞳孔直径均 3mm，对光反射灵敏，颈抵抗，Hunt-Hess Ⅲ 级。

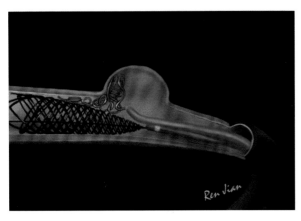
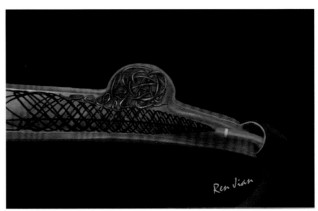
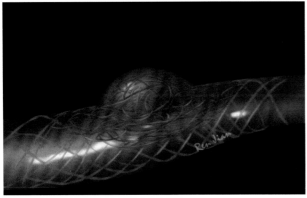
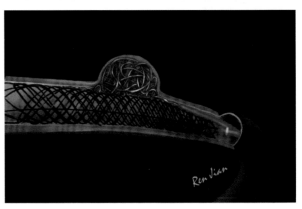

▲ 图 10-1　支架辅助弹簧圈血管内补片技术

治疗方案：LIVS 支架辅助栓塞。

手术材料：6F Envoy 导引导管（Cordis）、Headway-21（MicroVention）、Echelon-10（Metronic）、Synchro-14（Stryker）、LIVS 3.5mm×15mm（MicroVention）、LIVS 3.5mm×20mm、Cosmos 弹簧圈 2.5mm×4cm、2.5mm×4cm、2mm×2cm。

手术过程（图 10-2）：选择合适的工作角度，路图下 Headway-21 在 Synchro-14 微导丝引导下送入右侧大脑中动脉 M$_2$ 段。Echelon-10 微导管塑形后在 Synchro-14 微导丝引导下置于动脉瘤内。LIVS 部分释放，通过"吐丝"技巧，弹簧圈填塞瘤体和载瘤动脉内，LIVS 完全释放将载瘤动脉内的弹簧圈压在支架和载瘤动脉壁间，瘤体、载瘤动脉壁和载瘤动脉内的弹簧圈形成铆钉形状的血管补片。

（二）典型病例 2

患者女性，66 岁，左侧颈内动脉血疱样动脉瘤。

主诉：突发头痛、头晕、呕吐 8h。

既往史：右肾囊肿切除术后 21 年，高血压 10 余年。

体格检查：嗜睡，Hunt-Hess Ⅲ级。

治疗方案：Enterprise 支架辅助栓塞。

手术材料：6F Envoy 导引导管、Prowler select plus、Echelon-10、Synchro-14、Enterprise 4.5mm×14mm、Enterprise 4.5mm×22mm、Axium 弹簧圈 4mm×12cm、3mm×8cm、3mm×4cm、2mm×2cm。

手术过程（图 10-3）：手术操作同典型病例 1。

（三）典型病例 3

患者女性，65 岁，左侧颈内动脉血疱样动脉瘤。

主诉：头痛、呕吐 10h。

既往史：无特殊。

体格检查：神清语明，Hunt-Hess Ⅱ级。

治疗方案：Pipeline Flex 辅助。

手术材料：8F Envoy 导引导管、5F Navien 中间导管，5F Envoy 导引导管、Phenom™27、Echelon-10、Synchro-14、Pipeline 5.0mm×20mm、Axium Prime 弹簧圈 5mm×20cm、4mm×12cm、3mm×6cm。

手术过程：选择工作角度，路图下 Phenom™27 在 Synchro-14 微导丝导引下放到大脑中动脉颞干远端。Phenom™27 和 Synchro-14 微导丝引导 5F Navien 放至颈内动脉海绵窦段。5F Envoy 中间导管在泥鳅导丝导引下放到颈内动脉起始段。微导管塑形后在微导丝导引下置入瘤体内。Pipeline Flex 支架在大脑中动脉 M$_1$ 段释放，回撤锚定在颈内动脉分叉处。释放

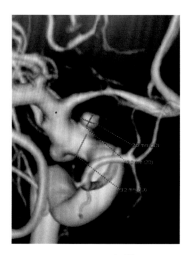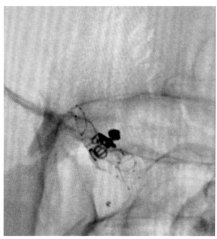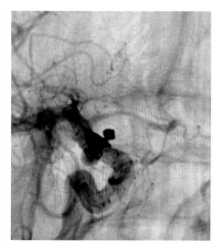

▲ 图 10-2　LIVS 支架辅助弹簧圈血管补片技术治疗右侧颈内动脉血疱样动脉瘤

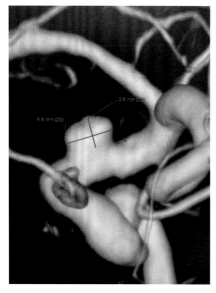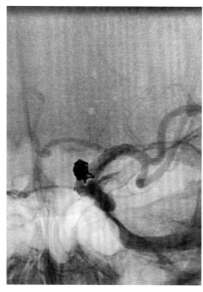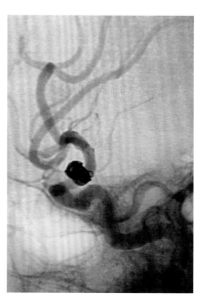

▲ 图 10-3　Enterprise 支架辅助弹簧圈血管补片技术治疗左侧颈内动脉血疱样动脉瘤

支架在瘤颈处形成楔形空间，通过"吐丝"技巧，弹簧圈填塞瘤体和楔形空间，支架完全释放（图 10-4）。

四、技术要点

支架导管和弹簧圈微导管到位过程中可能互相干扰，笔者习惯于首先支架导管到位。但是，如果支架导管影响弹簧圈导管的到位，也可以先操作弹簧圈导管。不同品牌的弹簧圈微导管的物理特性不同，应选择术者习惯的微导管。

微导管良好的塑形可以增加微导管的稳定性和可调控性，笔者习惯于从颈内动脉虹吸弯开始对微导管进行复合塑弯。如果微导管头端稳定，弹簧圈可以填塞几个襻，稳定弹簧圈及微导管，减少支架释放过程中微导管头端弹跳的风险。

术中支架的精准部分释放是手术的关键。双手释放支架比单手释放支架更精准和稳定。

不同支架的网眼大小不同，Enterprise 支架适合 3mm 以上的动脉瘤。LIVS 和 Enterprise 可以原位释放，密网支架笔者建议在大脑中 M_1 段打开，回撤锚定在颈内动脉分叉部位，如果锚定段过短，可以释放于大脑中 M_1 段。

不同支架部分释放的程度的需要一定的经

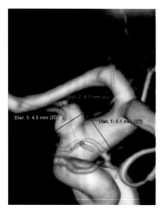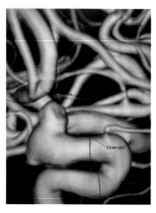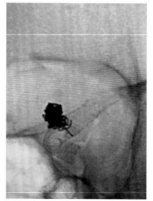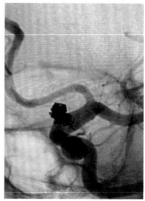

▲ 图 10-4　Pipeline Flex 密网支架辅助弹簧圈血管补片技术治疗左侧颈内动脉血疱样动脉瘤

验，可以部分回收支架进行调整。密网支架还可以通过推挤支架形成楔形空间，但反复调整支架会增加内皮损伤和血栓风险。

如何将成篮圈同时填塞在瘤体和楔形空间内，需要弹簧圈和微导管的配合，"吐丝"技巧可以最大限度地减小对瘤壁的作用力。弹簧圈解脱前，微导管头端调整在指向瘤体的位置，才能保证下一个弹簧圈的顺利填塞。

支架辅助弹簧圈血管内补片技术操作要求高，术者需要根据患者血管条件、术者的经验，进行个体化的治疗。

（李桂林）

参考文献

[1] XudongHao, GuilinLi, JianRen,et al. Endovascular Patch Embolization for Blood Blister-Like Aneurysms in Dorsal Segment of Internal Carotid Artery [J]. World Neurosurg, 2018, 113:26-32.

第 11 章　多导管系统栓塞技术

多导管系统栓塞技术是指应用 2 根或 2 根以上的导管系统（包括导引导管、微导管）进行颅内动脉瘤栓塞的技术，其中以 3 根微导管行颅内动脉瘤栓塞治疗为主要代表，微导管相对于支架或球囊导管更加柔软，更容易超选到达目标血管或动脉瘤瘤腔的不同位置[1]。多导管系统栓塞技术在临床应用可分为两种方式。

①根据栓塞通路导管的数量。

- 通过单通路导管系统（6F、7F、8F 导引导管内）分别置入 3 根治疗用微导管。
- 通过多通路导管系统（双侧股动脉入路、股动脉 + 桡动脉入路等通路置入导引导管内）置入 3 根或 3 根以上治疗用微导管。

②根据微导管在目标区域的位置或功能分布（图 11–1）。

一、适应证

颅内巨大动脉瘤、颅内宽颈动脉瘤、颅内不规则形态动脉瘤。

二、典型病例

患者男性，61 岁。

主诉：头痛、头晕 2 周。

既往史：高血压病史 6 年，血压最高 200/110mmHg，未系统服药治疗。

体格检查：神志清，言语流利，双瞳等大等圆，左右 3.0mm，对光反射灵敏，四肢活动自如，肌力肌张力正常，病理征阴性。Hunt-Hess 分级Ⅰ级。

手术材料：8F 导引导管、Headway-21、Headway-17（2 根）、Traxcess-14 LVIS 3.5mm×

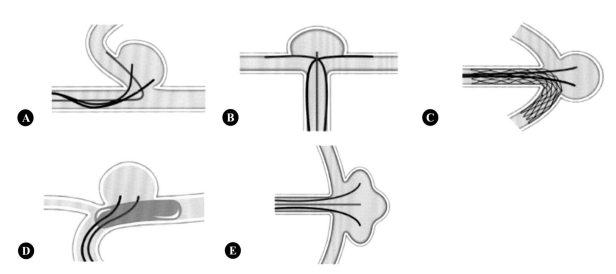

▲ 图 11–1　微导管在目标区域位置及功能分布

A. 2 根栓塞微导管 +1 根支架微导管；B. 1 根栓塞微导管 +2 根支架微导管；C. 1 根栓塞微导管 +1 根支架微导管，支架完全释放后支架导管穿网眼充当栓塞管；D. 球囊辅助双微导管介入栓塞动脉瘤；E. 3 根微导管动脉瘤腔内分区栓塞[2]

20mm。

手术过程：全脑血管造影提示：后交通动脉瘤，大小为24mm×16mm，三维重建后显示：动脉瘤瘤体伴有2个小子瘤，后交通动脉发育较粗大，属于胚胎型大脑后动脉（图11-2A）。手术方案：8F导引导管+1根Headway-21支架微导管+两根Headway-17微导管分别超选到位（图11-2B）。选择LVIS 3.5mm×20mm支架经Headway-21支架微导管输送到位，分别将两根Headway-17栓塞微导管超选至动脉瘤瘤腔的不同区域（一根微导管至动脉瘤子瘤处，另一根微导管至动脉瘤瘤腔中部），分区进行动脉瘤瘤体栓塞。靠近后交通动脉开口处栓塞不全（图11-2C），撤出一根栓塞微导管，重新塑形后在导丝携带下重新超选至动脉瘤栓塞不全区域，完全后释放支架，支架贴壁良好。在支架的辅助下继续经重新超选到位的栓塞微导管送入一枚弹簧圈，见瘤体下缘子瘤内部分栓塞，瘤颈近端致密填塞（图11-2D）。术后三维重建：动脉瘤栓塞完全，后交通动脉通畅（图11-2E）。

三、技术要点

多导管系统栓塞技术治疗颅内动脉瘤栓塞通路的建立是首要条件。通路建立后，能允许术者选择更多直径匹配的微导管系统对颅内动脉瘤进行治疗，从而提高手术治疗的安全性和有效性。

多导管系统栓塞技术的应用需要术者对不同通路系统导管的内腔直径、长度，以及不同微导

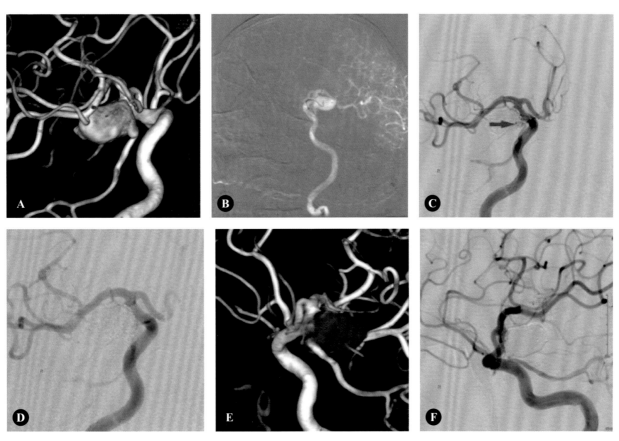

▲ 图11-2 三维重建显示

A.后交通动脉瘤伴有子瘤，胚胎性大脑后动脉；B.工作位经8F导引导管内分别将支架微导管及2根栓塞微导管超选到位；C.经瘤腔内两根栓塞微导管分区栓塞动脉瘤，瘤颈下缘瘤体栓塞不全；D.调整栓塞微导管位置后完全释放支架，再次送入一枚弹簧圈，动脉瘤完全栓塞，后交通动脉保留完全；E.术后三维重建动脉瘤完全栓塞；F和G.术后3年（2021年6月）随访复查全脑血管造影动脉瘤未见复发，后交通动脉、载瘤动脉血流通畅，支架形态良好

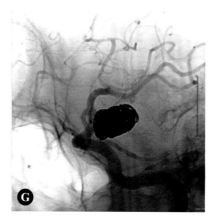
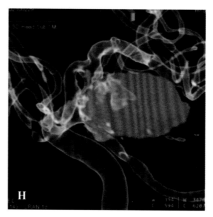

▲ 图 11-2（续） 三维重建显示

F 和 G. 术后 3 年（2021 年 6 月）随访复查全脑血管造影动脉瘤未见复发，后交通动脉、载瘤动脉血流通畅，支架形态良好

管系统外径、长度等数据充分认知，做到合理应用、合理搭配、合理操作，充分发挥各系统的优势才能提高操作的安全性。

多导管系统栓塞技术的应用过程中，需要手术团队的协作配合，因使用的系统越多，出现操作失误的可能将会增大，分工明确、仔细认真、严控细节，避免导管的意外移位、避免术中气栓、血栓等严重并发症的发生，提高手术操作的顺利和安全。

多导管系统栓塞技术如双微导管加球囊重塑和支架植入，使用多根栓塞微导管完成颅内动脉瘤瘤腔内分区充分的填塞，提高动脉瘤腔内弹簧圈的均匀分布、提高栓塞率、减少术后复发，基

于它相对较低的并发症发生率，该方法治疗破裂动脉瘤时被认为更安全[3]。

对于颅内动脉瘤形态不规则、大型或巨大型动脉瘤介入栓塞治疗，远期动脉瘤复发率仍然较高，特别是单纯栓塞。瘤体栓塞率、瘤颈部栓塞致密程度决定了动脉瘤后期的复发率和载瘤动脉的修复。而多导管系统栓塞技术能更好地解决这些问题。

总之，随着神经介入专用导管系统和材料的不断改进，导管匹配和相容性的不断提高，将会使我们的治疗方式和理念不断地更新及完善。

（吴红星）

参考文献

[1] Kim DJ, Kim BM, Park KY, et al. Coil embolization of overwide and undertall small intracranial aneurysms with double microcatheter technique [J]. Acta Neurochir (Wien), 2014, 156(5):839-846.

[2] Young Dae Cho, Jong Kook Rhim, Hyun-Seung Kang.Use of Triple Microcatheters for Endovascular Treatment of Wide-Necked Intracranial Aneurysms: A Single Center Experience [J]. Korean J Radiol, 2015, 16(5):1109-1118.

[3] Lee JY, Seo JH, Cho YD, et al. Endovascular treatment of wide-neck intracranial aneurysms using a microcatheter protective technique: results and outcomes in 75 aneurysms [J]. AJNR Am J Neuroradiol, 2011, 32:917-922.

第 12 章 "吊脚楼"技术

我国一些少数民族的民居"吊脚楼",它是在起伏的地势上依靠立柱支撑起来建筑。"吊脚楼"技术类似于此,在颅内动脉瘤栓塞过程中,首枚弹簧圈支撑分支动脉管壁,随后的弹簧圈着重栓塞破裂囊及瘤体,并且空出分支动脉流出道,以达到稳定整体结构并保护分支动脉的作用。技术要点为首先选用比动脉瘤直径稍大的3D 弹簧圈,以便在"成篮"过程中,弹簧圈可对动脉瘤侧壁或载瘤动脉壁起到支撑作用,为后续填入的弹簧圈提供支撑。完成初步"成篮"后,继续填入其他弹簧圈,通过调整微导管管头位置及选用不同性质、直径的弹簧圈,调整弹簧圈的分布,避开动脉瘤壁上发出分支动脉的区域[1](图 12-1)。

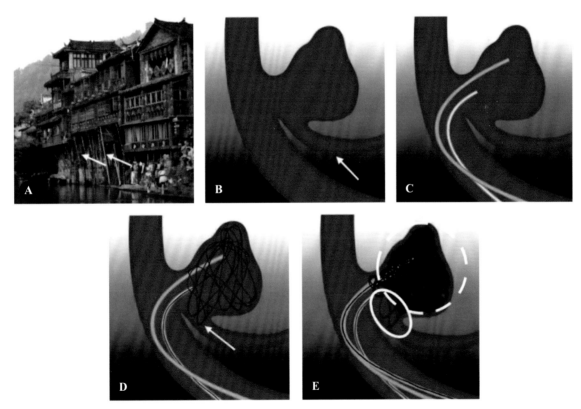

▲ 图 12-1 "吊脚楼"技术要点

A. 中国一些少数民族的传统民居"吊脚楼",是在起伏地势上,依靠立柱支撑起来的建筑;B. 箭所示为起自动脉瘤颈的分支动脉,其血流方向与载瘤动脉成锐角,栓塞过程中很难应用球囊或支架保护动脉瘤及分支动脉;C. 将两根微导管送入动脉瘤内;D. 选取直径略大于动脉瘤的弹簧圈在动脉瘤内形成一个支撑框架,允许几个环进入分支动脉发挥支撑作用,箭所示为分支动脉内起支撑作用的弹簧圈;E. 动脉瘤体继续应用弹簧圈栓塞,避开分支动脉,"吊脚楼"立柱用实线椭圆圈出,"吊脚楼"主体用虚线椭圆圈出

一、适应证

分支动脉发自动脉瘤侧壁；分支动脉与载瘤动脉血流方向夹角＜90°；分支动脉直径较小（＜1mm）。

二、病例分析

患者女性，66 岁。

主诉：头痛伴意识不清 9h。

既往史：无。

体格检查：神志浅昏迷，双侧瞳孔正圆等大，对光反射迟钝，劲抵抗阳性，疼痛刺激可见肢体活动，病理征阴性，Hunt-Hess 4 分。

治疗方案：应用"吊脚楼"技术行颅内动脉瘤裸弹簧圈栓塞术。

手术材料：6F Guiding（Cordis，USA）；Headway-17（MicroVention，USA）；Echelon-10（Medtronic，USA）；Synchro-14（Stryker，USA）；Micro Plex（MicroVention，USA）；Jasper（Peijia，China）。

手术过程：全身麻醉下行全脑动脉造影示右侧后交通动脉瘤，大小 10mm×7mm，瘤颈宽度约 7mm，胚胎大脑后动脉起于动脉瘤瘤颈部（图 12-2A）。将 6F Guiding 置于颈内动脉颅外段，应用 Synchro-14 微导丝携带 Headway-17 及 Echelon-10 微导管于后交通动脉瘤内，选取略大于动脉瘤直径的弹簧圈（9mm×24cm）通过 Headway-17 微导管在动脉瘤内成篮并稳定后，将此弹簧圈 1～2 个环置入后交通动脉中，形成稳定的支架系统（图 12-2B）。造影显示颈内动脉及后交通动脉通畅，后释放弹簧圈。最后，继续通过 Echelon-10 微导管输送弹簧圈填充动脉瘤，直至动脉瘤完全栓塞。术后造影示动脉瘤完全栓塞，颈内动脉及后交通动脉通畅（图 12-2C）。

术后随访：术后 7 个月复查全脑血管造影示动脉瘤无复发，后交通动脉管腔通畅（图 12-2D）。mRS 评分 0。

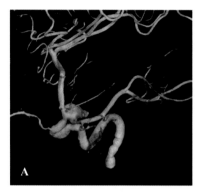

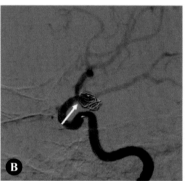

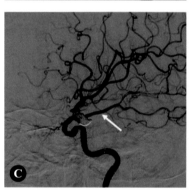

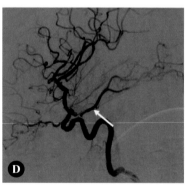

▲ 图 12-2 典型病例的手术过程及术后复查影像

A. 全脑血管造影示右侧后交通动脉瘤破裂，胚胎大脑后动脉起源于动脉瘤颈部；B. 第一枚弹簧圈在瘤内形成稳定的框架，几个环进入后交通动脉以提供支撑，箭所示为后交通动脉内起支撑作用的弹簧圈；C. 术后造影示动脉瘤破裂囊及瘤体完全栓塞，箭所示后交通动脉管腔通畅；D. 术后 7 个月复查全脑血管造影未见动脉瘤复发，箭所示后交通动脉管腔通畅

三、技术要点

当分支动脉起源于动脉瘤侧壁且靠近瘤颈时，球囊和支架可以有效保护分支动脉，防止分支动脉闭塞。然而，当分支动脉与载瘤动脉夹角＜90°或分支动脉直径较小（＜1mm）时，支架很难释放，即使能够置入也很难确保支架完全打开及其良好贴壁性。此类情况"吊脚楼"技术可以在弹簧圈的稳定性和分支动脉的保护上达到兼顾。"吊脚楼"技术的主要理念是应用第一枚大直径，大长度弹簧圈在动脉瘤内成篮，弹簧圈中1~2个环突出于分支动脉中，以达到保护分支动脉及支撑瘤内弹簧圈的作用，该技术主要有以下6个要点。

(1) 首先应用第一枚大弹簧圈在动脉瘤内形成一个支撑框架，允许1~2个环进入分支动脉，支撑点位于动脉瘤颈部的动脉分叉处或分支本身内（若不稳定可适量增多突出于分支动脉内环的数量，但需注意动脉管腔内的弹簧圈可能会对血流造成一定的影响，存在远期血栓形成甚至闭塞分支动脉等可能）。

(2) 突出于分支动脉的弹簧圈应有足够长度使其贴合于动脉壁上，以提供支撑作用，而不应漂浮在动脉管腔内。

(3) 当第一枚弹簧圈在动脉瘤内建立好框架后，随后的动脉瘤填塞过程中弹簧圈脱出至载瘤动脉的可能较小。

(4) 该技术通常应用双微管技术，一根微导管作为支撑导管，用于第一枚大圈的成篮，以及后续栓塞的支撑；另一根微导管作为栓塞导管填塞动脉瘤。

(5) 若动脉瘤瘤颈较宽，单纯弹簧圈支撑技术很难稳定瘤内弹簧圈，可视情况采用支架辅助栓塞，支架尽可能选择网孔较大者，如 Solitaire等。此种方式可能出现血栓栓塞并发症，需术中常规肝素化，术后常规使用抗血小板药物，以避免血栓形成风险。

(6) 此栓塞方式本质为非致密栓塞，有复发的可能性，需术后密切随访[2]。

（刘　赫　姜富城）

参考文献

[1] 刘赫, 李彤, 钟红亮, 等. 弹簧圈支撑技术在颅内破裂动脉瘤栓塞术中对分支动脉的保护作用 [J]. 中华神经外科杂志, 2018, 34: 1022-1024.

[2] Qi Y, Sun Y, Wang Y, et al. The Application of "Stilted Building" Technique in the Embolization of Aneurysms with Secondary Branches [J]. Biomed Res Int, 2021, 2021: 9976541.

第13章 支架辅助栓塞动脉瘤的平台技术、灯笼技术及翻山技术

宽颈动脉瘤是动脉瘤治疗中较复杂的情况。近年来，由于有越来越多的支架辅助技术和新型支架，提高了治疗成功率。路径的到达，是手术成功的前提，本章介绍了一种"翻山"技术，适用于跨循环或者跨左右侧的解决方法。

一、平台技术（穹窿技术）

在分叉部宽颈动脉瘤应用单一支架辅助时，动脉瘤居中，普通的支架单一放置时难以保护另一分支，这时应用直径略大的开环支架，放置于血管主干和分支 A，应用开环支架的特性，在瘤颈处局部膨隆，从而使动脉瘤瘤颈残余部分变窄，或者直接对分支 B 实现了保护（图 13-1）。

1. **典型病例**

患者男性，56 岁。

主诉：发作性头晕伴右侧肢体麻木半年。

既往史：高血压病史 20 年，平素口服替米沙坦片，控制差；否认糖尿病病史，否认肝炎、结核等传染病史，否认外伤输血史；否认食物过敏及家族史。

体格检查：患者步入病房，神清语明，问答合理准确，查体配合；双侧瞳孔等大正圆，D=3.0mm，对光反射灵敏，双侧眼球运动充分，无复视及眼震，粗测视力正常；额纹对称，闭目有力，伸舌居中。四肢肌力Ⅴ级，肌张力正常，指鼻试验稳，深浅感觉粗查未见明显异常，BCR（L++R++），PSR（L++R++），Babinski（L-R-），颈强（-），闭目难立征（-），NIHSS 评分：0 分，mRs：0 分，洼田饮水试验：1 分，Hunt-Hess 0 级。

辅助检查：头 CTA 前交通微小动脉瘤。

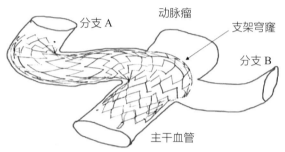

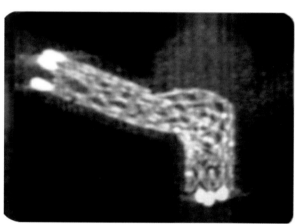

▲ 图 13-1 平台技术

治疗方案：阿司匹林（拜耳）100mg，每日 1 次、氯吡格雷（波立维）75mg，每日 1 次，3 天，完善心肺及血液检查后，行前交通动脉瘤介入栓塞术。

手术材料：8F Guiding 导引导管、6F Navien 中间导管、SL-10 45° 微导管、Echelon-10 45° 微导管，Synchro-14 微导丝、Atlas 3.0mm×21mm 支架、1.5mm×2cm 2 枚 ev3 弹簧圈。

手术过程：应用 8F Guiding 导引导管到位于左颈内动脉，6F Navien 中间导管运行到颈内动脉岩段增加支撑，Synchro-14 微导丝引导 SL-10 45° 微导管到左大脑前动脉 A_1。经前交通段到位于右 A_2；应用 Synchro-14 微导丝引导 Echelon-10

微导管到位于前交通微小动脉瘤，通过 SL-10 微导管放置 Atlas 3.0mm×21mm 支架（右 A_2– 前交通跨瘤颈 – 左 A_1），通过 Echelon-10 微导管放置 1.5mm×2cm 2 枚 ev3 弹簧圈完成微小动脉瘤栓塞（图 13-2）。

2. 技术要点　微小宽颈动脉瘤是介入及开颅夹闭术的难点，该动脉瘤 1.2mm，居两血管分叉部中间，单一普通支架难以保护另一分支，放置 Y 形支架增加手术难度、血栓形成风险、增加费用，本例手术应用顺应性好的开环支架特性，利用平台技术（穹窿技术），单支架保护另一分支。

微小动脉瘤预留一个栓塞动脉瘤的微导管是需要的，虽然输送支架微导管可以在放好开环支架之后重新调整回到动脉瘤，但如果血管迂曲或者细，其因张力使微导管前跳对微小动脉瘤的威胁是存在的，而预留栓塞动脉瘤的微导管，可以减少这种操作的风险。

微小动脉瘤在解脱弹簧圈前应卸掉微导管的张力，并在透视状态解脱弹簧圈，以防止微导管的解脱弹簧圈后突然前跳，造成动脉瘤破裂。

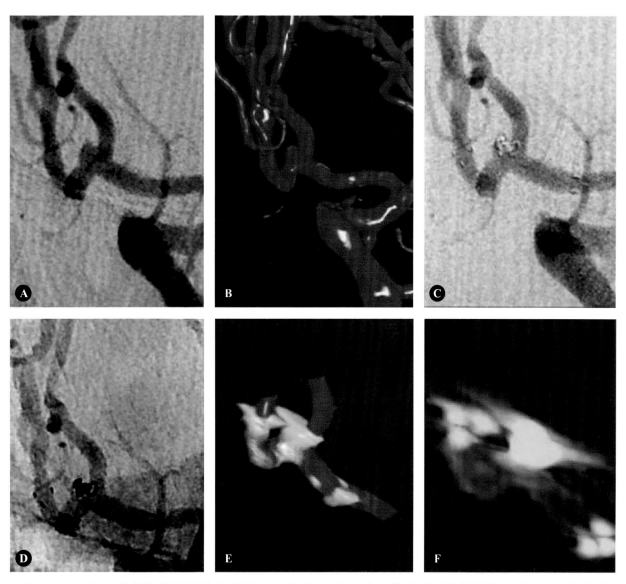

▲ 图 13-2　A 和 B. 术前造影显示前交通微小动脉瘤；C 和 D. 支架放置后及弹簧圈栓塞动脉瘤后的影像，E 和 F. DYNA CT 显示的支架形态

二、灯笼技术

在分叉部宽颈动脉瘤或有分支从瘤颈附近发出，应用单一支架辅助时，应用编织支架。利用编织支架在推挤过程中有疏密变化和直径变化的特性，当支架释放至瘤颈处，推挤支架近端，使位于瘤颈处的支架膨隆，遮挡住另一血管分支开口，保护这个分支，同时使瘤颈剩余部分变窄，防止弹簧圈疝出动脉瘤。作用上类似开环支架的穹窿技术的效果。

三、翻山技术

1.**翻山技术定义** 脑血管介入治疗中，如果同侧血管路径器械顺行难以到达，我们选择对侧血管通过交通动脉跨左右侧的路径，或者通过前后循环的交通动脉跨前后循环的路径到达目标位置血管，进而完成操作的技术，被称为翻山技术，如 A$_1$→前交通动脉→对侧 A$_1$；ICA →后交通动脉→后循环；V$_4$→椎动脉汇合部→对侧 V$_4$等途径（图 13-3）。

2.**潜在风险** 翻山路径增加了操作的复杂程度，在输送支架或者球囊的时候往往需要交换技术，路径虽能到达，往往血管迂曲或交通血管细弱及有穿支，增加了栓塞或血管穿孔出血的风险。

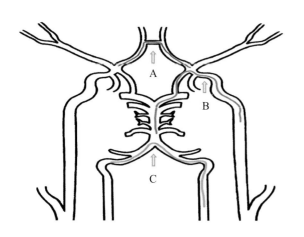

▲ 图 13-3 翻山技术

途径 A：A$_1$–前交通动脉–对侧 A$_1$；途径 B：ICA–后交通–后循环；途径 C：V$_4$–椎动脉汇合部–对侧 V$_4$

3.**典型病例**

患者女性，62 岁。

主诉：突发剧烈头痛 2 天。

既往史：高血压病史 10 年余，最高 200/100mmHg，平素口服降压药（家属无法述清）；否认糖尿病病史，否认肝炎、结核等传染病史，否认外伤输血史；否认食物过敏及家族史。

体格检查：患者平车推入病房，神清语明，问答准确，体格检查配合；双侧瞳孔等大正圆，D =3.0mm，对光反射灵敏，双侧眼球各方向运动充分，无复视及眼震，粗测视力正常；额纹对称，闭目有力，伸舌居中。四肢肌力Ⅴ级，肌张力正常，指鼻试验稳，深浅感觉粗查未见明显异常，BCR（L++R++），PSR（L++R++），Babinski（L–R–），颈强（＋），闭目难立征（－），洼田饮水试验：1 分，Hunt-Hess Ⅲ级。头 CT：蛛网膜下腔出血。CTA：右 PICA 动脉瘤。

治疗方案：完善心肺及血液检查后，立即行右 PICA 动脉瘤介入栓塞术。

手术材料：双侧股动脉入路，6F Guiding 导引导管、Rebar18 支架导管、Echelon-10 45° 微导管，Synchro-14 微导丝、Solitare 4.0×15mm 支架、2mm×3cm、2mm×4cm、1.5mm×2cm ev3 弹簧圈。

手术过程：双侧股动脉穿刺，造影（图 13-4A）右 PICA 动脉瘤，动脉瘤宽颈，2mm×3mm，右 PICA 动脉从瘤颈部反向锐角发出，顺行放置支架导管难以到位，故选择翻山技术，拟从左椎动脉将支架导管越过椎动脉汇合部，到位于右 PICA。

应用两个 6F Guiding 导引导管到位于右椎动脉和右椎动脉，Synchro-14 微导丝引导 Rebar18 支架导管，经左椎动脉将支架导管越过椎动脉汇合部，到位于右 PICA，应用 Synchro-14 微导丝引导 Echelon-10 微导管到位于右 PICA 动脉瘤（图 13-4B），通过支架导管解脱放置 Solitare 4.0×15mm 支架；通过 Echelon-10 微导管放置 2mm×3cm、2mm×4cm、1.5mm×2cm ev3 弹簧圈完成动脉瘤栓塞（图 13-4E 至 H）。

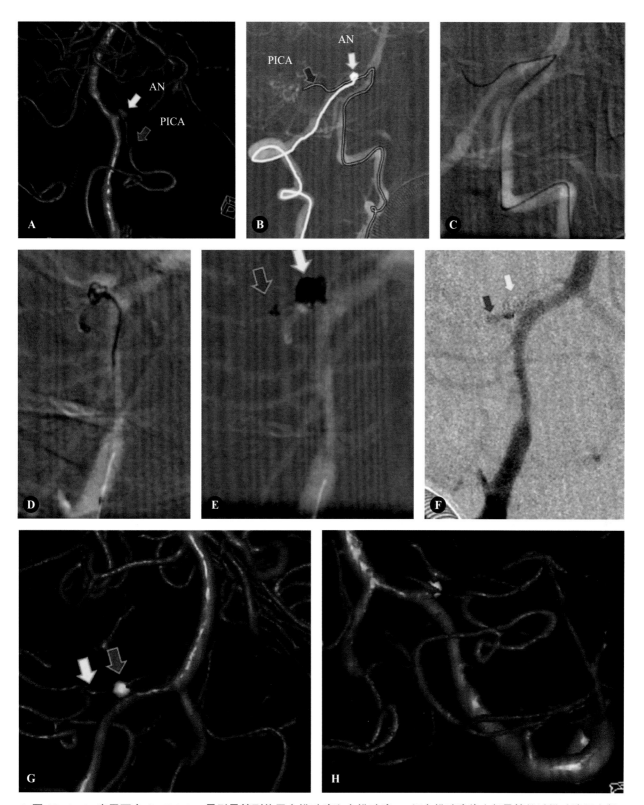

▲ 图 13-4　**A.** 应用两个 **6F Guiding** 导引导管到位于右椎动脉和右椎动脉；**B.** 经左椎动脉将支架导管越过椎动脉汇合部，到位于右 **PICA,** 应用 **Echelon-10** 微导管到位于右 **PICA** 动脉瘤；**E** 至 **H.** 通过支架导管解脱放置 **Solitare** 支架；通过微导管放置弹簧圈完成动脉瘤栓塞

PICA. 小脑下后动脉；AN. 动脉瘤

4.**技术要点** 如果目标血管通过顺行难以到达，评估对侧或另一循环通过交通动脉是否可以实现到位，如果合适，可以应用翻山技术。

有时如果不存在可用来翻山的交通动脉路径，替代的技术视不同情况可选择 Y 形支架技术、冰激凌技术或开颅手术。

（喻　博　郑　健）

参考文献

[1] Cho YD, Kang HS, Lee WJ, et al. Stent-assisted coil embolization of wide-necked posterior inferior cerebellar artery aneurysms [J]. Neuroradiology, 2013, 55(7):877-882.

[2] Nariai Y, Takigawa T, Suzuki R, et al. Stent-assisted coil embolization for an unruptured vertebral artery-posterior inferior cerebellar artery aneurysm with retrograde access via type 1 persistent primitive proatlantal artery: A case report [J]. Interv Neuroradiol, 2021, 27(3):397-401.

第 14 章　T 形支架辅助栓塞技术

T 形支架技术是指在治疗分叉处动脉瘤时，当动脉瘤累及双干，采用两个支架分别置入双干保护载瘤动脉，两个支架则组成一类似 T 字的形状，简称 T 形支架技术（图 14-1）。

一、适应证

分叉处宽颈动脉瘤，动脉瘤累及双侧载瘤动脉。

二、典型病例

患者男性，58 岁。

主诉：头晕 5 年，加重 1 个月。

既往史：糖尿病病史 1 年，规律服用二甲双胍缓释片、瑞格列奈片，血糖控制可。

体格检查：神志清楚，颈软，精神可，对答切题，查体合作；双侧瞳孔等大等圆，直径约 2.5mm，对光反射灵敏，眼球活动正常，四肢肌力肌张力正常，病理征未引出。Hunt-Hess 分级 0 级。

辅助检查：头颅 CTA 提示烟雾病、基底动脉顶端动脉瘤（图 14-2）。

治疗方案：完善相关入院检查后，进一步行

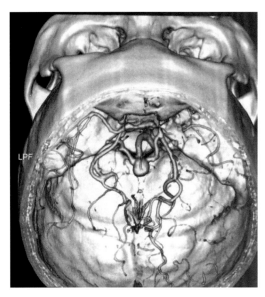

▲ 图 14-2　术前 CTA 影像提示烟雾病 + 基底动脉顶端动脉瘤

DSA 明确诊断，阿司匹林（拜耳）100mg，每日 1 次、氯吡格雷（波立维）75mg，每日 1 次，3 天，择期在全麻下行基底动脉瘤栓塞术。

手术材料：6F 70mm Cook- 长鞘、6F 105mm Navien、Traxcess14 200mm 微导丝、5F Envoy 导引导管、Prowler select Plus 支架导管、Echelon-10 微导管（2 根）、Leo Baby 支架（2.5mm×18mm）、Enterprise 支架（4.5mm×28mm）、Axium 9mm× 30cm（3D）、2 枚 Axium 8mm×30cm（3D）、2 枚 Axium 7mm×30cm（3D）。

手术过程：穿刺双侧肌动脉，先经右侧股动脉 6F Cook 长鞘在泥鳅导丝导引下上至左侧锁骨下，6F Navien 经长鞘在泥鳅导丝导引下上至左侧椎动脉枢椎水平；再经左侧股动脉 5F Envoy 在泥鳅导丝携带下上至右侧椎动脉 V₁ 段，选

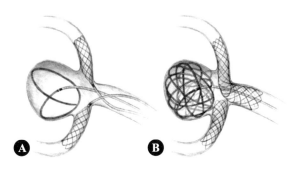

▲ 图 14-1　T 形支架治疗分叉处动脉瘤模式图
双侧植入支架半释放（A）；支架完全释放，行成 T 形支架（B）

择合适工作角度，同时双侧 Roadmap 下，先从左侧用 Traxcess-14 微导丝分别携 Prowler select Plus 支架导管超选至左侧大脑后动脉 P₃ 段及再携 Echelon-10 微导管超选入动脉瘤内。撤出微导丝，再用微导丝携 Echelon-10 微导管从右侧椎动脉超选进入右侧大脑后动脉远端，先通过右侧 Echelon-10 微导管精准释放 Leo Baby 支架（2.5mm×18mm），支架末端刚好覆盖病瘤颈一部分。然后，穿网眼将释放支架的 Echelon-10

超选入动脉瘤内。再通过 Prowler select Plus 支架导管将 Enterprise 支架（4.5mm×28mm）释放，两枚支架形成 T 形结构。最后，通过两根 Echelon-10 微导管分别交替填入 Axium 9mm×30cm（3D）、2 枚 Axium 8mm×30cm（3D）、2 枚 Axium 7mm×30cm（3D）弹簧圈，直至动脉瘤完全栓塞（图 14-3）。

随访：1 年随访后动脉瘤完全治愈，mRS 评分 0（图 14-4）。

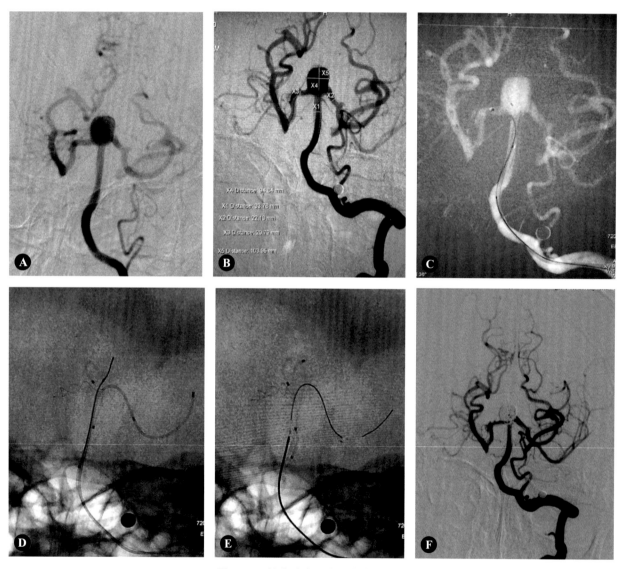

▲ 图 14-3　基底动脉顶端动脉瘤栓塞过程

A 和 B. 基底动脉顶端动脉瘤工作位及测量情况；C. 支架导管及微导管到位情况；D. 右侧大脑后置入 Leo Baby 支架，释放支架后微导管超选进入动脉瘤腔；E. 左侧释放 Enterprise 支架，2 枚支架的释放位置；F. 双微导管栓塞动脉瘤术后即刻动脉瘤完全栓塞

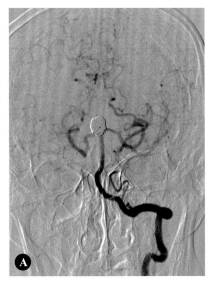 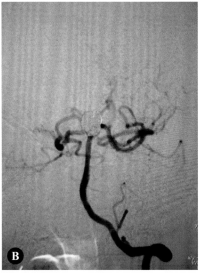 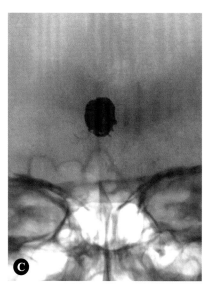

▲ 图 14-4　基底动脉顶端动脉瘤栓塞术后 1 年复查，动脉瘤完全治愈，支架位置良好

三、技术要点

　　T 形支架对于累及双干的分叉处动脉瘤的治疗是一种安全有效的技术，减少了支架重叠或交叉所致血栓形成的概率，但其操作仍有一定的技巧及难度。

　　T 形支架往往会选择编织支架 + 激光雕刻支架的组合，如 LVIS+Enterprise，选择双编织支架患者双激光雕刻支架，如双 LEO、双 LVIS 或者双 Neuroform Atlas 都可以，主要取决于术者对支架性能的了解及支架释放操作的熟练程度。

　　T 形支架释放时的关键点在于支架定位要准确，特别是使用编织支架时，对于支架的尾端释放位置需要精准定位，否则支架就很难形成 T 形。

（周小兵　赖凌峰）

参考文献

[1] Borggrefe J, Behme D, Mpotsaris A. et al. Complications Associated with Cerebral Aneurysm Morphology in Balloon-Assisted Coil Embolization of Ruptured and Unruptured Aneurysms-a Single-Center Analysis of 116 Consecutive Cases [J]. World neurosurgery, 2016; 91:483-489.

[2] Moret J, Cognard C, Weill A, et al. The "Remodelling Technique" in the Treatment of Wide Neck Intracranial Aneurysms. Angiographic Results and Clinical Follow-up in 56 Cases [J]. Interventional neuroradiology : journal of peritherapeutic neuroradiology, surgical procedures and related neurosciences, 1997, 3(1):21-35.

[3] Cho YD, Park SW, Lee JY, et al. Nonoverlapping Y-configuration stenting technique with dual closed-cell stents in wide-neck basilar tip aneurysms [J]. Neurosurgery, 2012, 70 (2 Suppl Operative):244-249.

[4] Aydin K, Sencer S, Barburoglu M, et al. Midterm results of T-stent-assisted coiling of wide-necked and complex intracranial bifurcation aneurysms using low-profile stents [J]. Journal of neurosurgery, 2017, 127(6):1288-1296.

第 15 章　Y 形支架辅助栓塞动脉瘤技术

Y 形支架技术是处理颅内分叉处动脉瘤时候偶尔会用到一种操作相对复杂的技术，可以把支架放在两个分支血管同时进行保护，从操作手法上，分为"Crossing Y"和"Kissing Y"，"Crossing Y"是指先将第一个支架从分支血管释放至主干血管，再将支架导管穿第一个支架网孔超选到第二个分支血管，最后将第二个支架从第二个分支血管释放至主干血管。其特点是 2 个支架在主干血管是套叠关系，整个过程中只需要一根支架导管。"Kissing Y"是指先将支架导管分别超选入两个分支血管，然后同时或者先后释放两个支架，其特点是需要两根支架导管同时进行操作，2 个支架在主干血管是并行关系。

一、适应证

Y 形支架适用于分叉处的动脉瘤，主要包括大脑中分叉处动脉瘤、基底动脉分叉处动脉瘤、对侧大脑前动脉 A_1 段发育不良的前交通动脉瘤及胚胎型大脑后动脉的颈内动脉后交通段动脉瘤等。Y 形支架操作较繁琐，能够不用支架或者单支架处理的病变尽量不选择该技术。选用该技术的动脉瘤一般具有 4 个特点：①分叉处；②宽颈；③动脉瘤瘤颈和两个分支血管均关系密切；④两个分支血管都需要保护。但在临床上，我们也会根据具体情况审慎的选择使用，一般选择会是以下几种原因：①不使用该技术无法完成手术；②不使用该技术会带来比较高的复发率；③使用该技术会使手术整体变得简单；④无法找到展开分支血管开口的角度。在形式上，尽量优先选用"Crossing Y"，血管迂曲角度大，导丝或者导管穿网眼超选其他分支困难，且主血管较粗大的情况可考虑采用"Kissing Y"。

二、禁忌证

血管狭窄程度较重甚至严重硬化多段狭窄的患者，需谨慎选择。

三、典型病例

（一）病例 1

58 岁女性患者，因"体检发现颅内动脉瘤 10 余天"入院，造影见右侧大脑中动脉分叉处动脉瘤，动脉瘤大小为 5.3×4.1mm，该动脉瘤宽颈、瘤颈和大脑中动脉两个分支均关系密切，单支架放任何一个分支都无法保护另外一个分支。

治疗方案：Y 形支架辅助弹簧圈栓塞术。

手术材料：泥鳅导丝、6F Envoy DA 导引导管、Prowler Select Plus 支架导管、Echelon-10 45°微导管，0.014 英寸 Synchro-14×200cm 微导丝、Enterprise2 4.0mm×23mm 支架，弹簧圈（Axium 5mm×20cm、4mm×15cm、3mm×10cm、2mm×8cm、2mm×8cm）。

手术过程（图 15-1 至图 15-5）：造影结束后将 6F Envoy DA 导引导管置于右侧颈内动脉 C_4 段，工作位造影后将头端略塑弯的 Prowler Select Plus 支架导管在 Synchro-14×200cm 微导丝的引导下超选入右侧大脑中动脉上干，Echelon-10 45°微导管塑形后在 Synchro-14×200cm 微导丝的引导下超选入动脉瘤囊内，沿 Prowler Select Plus 支架导管输送释放 Enterprise2 4.0mm×23mm 支架 1

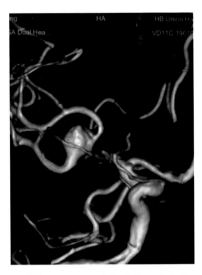

▲ 图 15-1　3D 成像后的工作角度

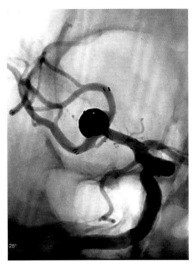

▲ 图 15-4　工作角度的术后造影（骨相）

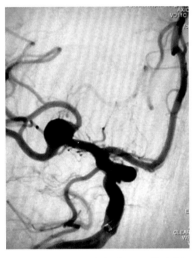

▲ 图 15-2　工作角度的术前造影

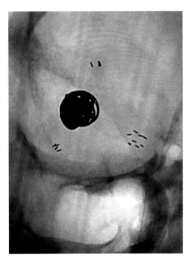

▲ 图 15-5　工作角度的术后造影（骨相、无血时相，显示支架形态）

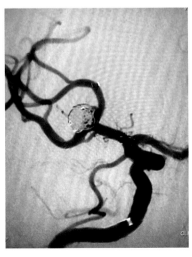

▲ 图 15-3　工作角度的术后造影

枚，支架支撑导丝带 Prowler Select Plus 支架导管重新送至大脑中动脉 M$_1$ 段末端，换 Synchro-14×200cm 微导丝超选大脑中动脉下干远端，并将支架导管带入，沿 Prowler Select Plus 支架导管输送并半释放 Enterprise2 4.0mm×23mm 支架至覆盖瘤颈，沿 Echelon-10 45° 微导管填塞弹簧圈至均匀致密满意，撤除 Echelon-10 45° 微导管，完全释放 Enterprise2 4.0mm×23mm 支架，造影见动脉瘤不再显影，载瘤动脉保全通畅，结束手术。

（二）病例 2

女性患者，70 岁，基底动脉分叉处未破裂动脉瘤，左侧大脑后动脉 P_1 段较长一段瘤化，如果单支架填塞势必要放在左侧，但右侧 P_1 起始段也有三个面也被动脉瘤侵犯，如果单支架填塞，没有支架保护的右侧 P_1 段起始部为保全血管，无法做到完全填塞。这也是为该患者选用 Y 形支架的原因，支架在基底动脉分叉处重塑血管，弹簧圈在支架的保护下形成马鞍形结构完整的填塞了动脉瘤（图 15-6 至图 15-10）。

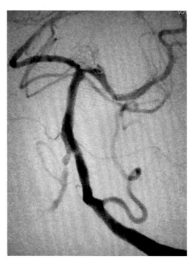

▲ 图 15-8　工作角度的术后造影

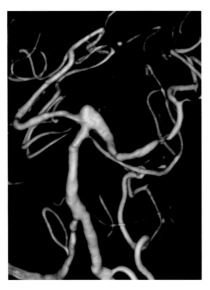

▲ 图 15-6　3D 成像后的工作角度

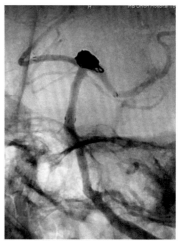

▲ 图 15-9　工作角度的术后造影（骨相）

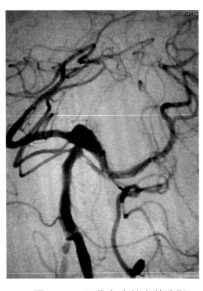

▲ 图 15-7　工作角度的术前造影

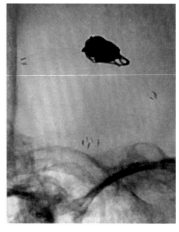

▲ 图 15-10　工作角度的术后造影（骨相、无血时相，显示支架形态）

（三）病例3

68岁女性患者，因"无明显诱因突发头痛1天余"入院，CT提示蛛网膜下腔出血，Hunts分级2级，造影提示左颈内动脉分叉处动脉瘤，对侧大脑前动脉A_1段压颈仍未显示，同侧大脑前动脉A_1段和颈内动脉成角锐利，超选困难，支架导管瘤内成祥后选入，如果采取"Crossing Y"技术，支架导管在穿放置在大脑前动脉的支架网孔进入大脑中动脉的过程中，顶动第一枚支架疝入瘤腔风险较高，且该患者颈内动脉较粗大，故采取了"Kissing Y"的方式。先将两根Raber18分别超选到大脑前和大脑中动脉远端，Enchlen-10塑形后超选入动脉瘤瘤腔，推出一两个弹簧圈的祥后，惯续释放Solitaire 4.0mm×20mm 2枚，填塞弹簧圈完成手术（图15-11至图15-17）。

四、技术要点

第一枚支架释放后尽量用第一枚支架支撑导丝带支架导管进入第一枚支架内，以避免支架导管走到支架外或在M_1段穿支架网孔进出，如果不能实现也可以用成祥的微导丝引导以降低上述情况发生的可能。

导丝穿第一枚支架网眼进入第二个分支血管远端后，输送支架导管时往往由于"台阶效应"使得支架导管头端卡在第一个支架的网格上导致

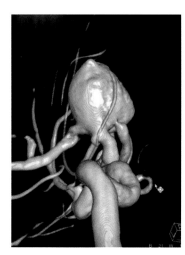

▲ 图15-11　3D成像显示大脑前动脉A_1段和颈内动脉成角锐利

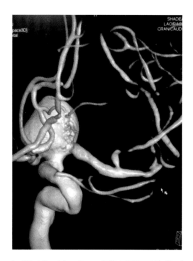

▲ 图15-12　3D成像后的工作角度

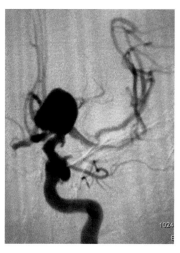

▲ 图15-13　工作角度的术前造影

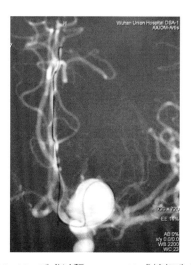

▲ 图15-14　手术过程，Raber18成祥超选大脑前

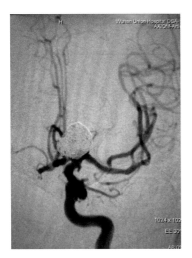

▲ 图 15-15　工作角度的术后造影

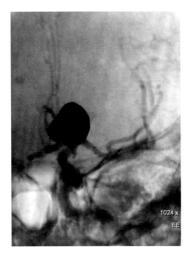

▲ 图 15-16　工作角度的术后造影（骨相）

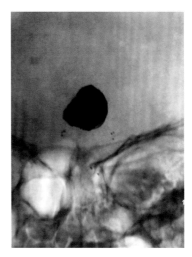

▲ 图 15-17　工作角度的术后造影（骨相、无血时相，显示支架形态）

可以退出微导丝，选择其他网孔穿越以改变角度，或者另选支撑力更强的微导丝或者更容易跟进的微导管。

如果 2 枚支架都释放后再填塞弹簧圈，那么填圈微导管会被 2 枚支架压在血管壁上而活动度大大降低，所以如果血管条件允许，尽量第 2 枚支架采取半释放技术以增加填圈微导管的活动度。

输送支架导管和释放支架时要密切关注填塞弹簧圈微导管的位置，因为两根管子力量的互相影响会使其移位，要尽量避免填塞弹簧圈微导管脱出瘤腔或顶住动脉瘤壁甚至顶破动脉瘤，建议其放置到位后就填出几个圈袢作为缓冲。

输送困难，这个时候有三个方法：①支架导管头端略塑弯增加其过弯能力；②整体缓解张力后让导管脱出卡点再次尝试跟进；③尽量导丝走远以增加支撑力。如果这三点尝试后还是不能成功，

（冯　军　周晓飞）

第16章　球囊辅助栓塞技术

球囊辅助栓塞技术又叫球囊塑型技术是指在宽颈动脉瘤治疗时，充盈一枚临时球囊，促使弹簧圈在动脉瘤腔内形成一特定的并且稳定的弹簧圈结构。

一、适应证

- 相对宽颈动脉瘤。
- 不适合长期服用抗血小板药物宽颈动脉瘤。

二、典型病例

患者女性，67岁。

主诉：突发头痛、呕吐6h。

既往史：既往高血压病史6年，最高收缩压200mmHg，长期口服降压药，血压控制不理想。

体格检查：神志呈嗜睡状，精神欠佳，查体欠合作，言语欠流利，对答切题，颈稍抵抗，双侧瞳孔等大等圆，直径约2.5mm，对光反射灵敏，眼球活动正常，面部感觉正常，无面瘫，无视力听力下降，四肢肌力肌张力正常，病理征未引出。Hunt-Hess分级Ⅲ级。

辅助检查：头颅CTA提示右侧后交通动脉瘤破裂伴蛛网膜下腔出血（图16-1）。

治疗方案：完善相关入院检查后，急诊DSA明确诊断，急诊在全麻下行右侧后交通动脉瘤栓塞术。

手术材料：6F 70mm Cook长鞘、6F 105mm Navien、Synchro-14 200mm微导丝、Scepter C（4.0mm×15mm）球囊、Echelon-10微导管、Target 5mm×20cm（3D）、唯心3mm×8cm（2D）、唯心2mm×8cm（2D）、3枚唯心1.5mm×2cm（2D）。

手术过程：6F Cook长鞘在泥鳅导丝导引下上至右侧颈总动脉分叉处，6F Navien经长鞘在

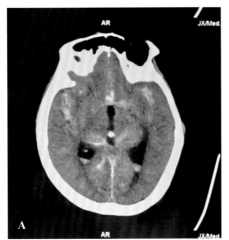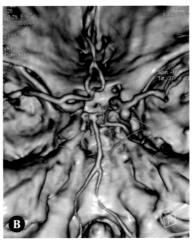

▲ 图16-1　术前影像学表现

颅脑CT提示蛛网膜下腔出血（A）；颅脑CTA提示右侧后交通动脉瘤（B）

泥鳅导丝导引下上至右侧颈内动脉岩骨段，选择合适工作角度，在 Roadmap 下，先用 Synchro-14 微导丝携 Scepter C 球囊上至动脉瘤附近，覆盖瘤颈。撤出微导丝，再用微导丝携 Echelon-10 微导管超选进入动脉瘤内，填圈过程中充盈球囊封堵瘤颈口，再泄除球囊观察弹簧圈稳定性，通过 Echelon-10 微导管依次填入 Target 5mm×20cm（3D）、唯心 3mm×8cm（2D）、唯心 2mm×8cm（2D）、3 枚唯心 1.5mm×2cm（2D）弹簧圈完全栓塞动脉瘤（图 16-2）。

三、技术要点

球囊辅助技术多用于相对宽颈动脉瘤治疗，尤其动脉破裂急性期治疗，同时对于阿司匹林或氯吡格雷等抗血小板药物不耐受者更加合适。目前临床上常用到的球囊多为超顺应性球囊，如 Hyperform 球囊、Hyperglide 及 Scepter C 等。

球囊在使用过程前需检查球囊是否漏气，选择合适长度及大小球囊，球囊长度及大小要综合考虑载瘤动脉大小及瘤颈的宽度。在使用过程中

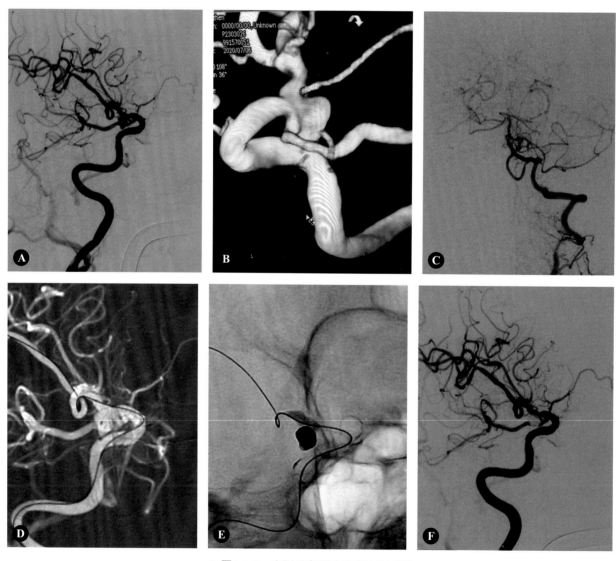

▲ 图 16-2　右侧后交通动脉瘤栓塞过程

A 和 B. 右侧后交通动脉瘤工作位及三维情况；C. 左侧椎动脉正位见右侧大脑后动脉显影；D. Roadmap 下，Scepter C 球囊及微导管到位情况；E. 栓塞过程中，球囊充盈，填塞弹簧圈；F. 栓塞术后即刻工作位造影，见动脉瘤完全栓塞

球囊充盈后阻断载瘤动脉的时间应尽可能短，建议控制在 5min 以内，避免因血流阻断所致脑缺血发作，同时阻断过程中要确保 Guiding 内持续滴注灌注，减少因血流阻断所致血栓形成。

球囊充盈时应缓慢充盈，防止因过快充盈造成对瘤腔内预置微导管张力过高导致动脉瘤破裂，弹簧圈在填塞及解脱时应将球囊充盈，避免弹簧圈逸出或者逃脱动脉瘤。

一旦术中发现动脉瘤破裂时，预置的球囊可有效地阻断血流，保证动脉瘤快速和顺利填塞动脉瘤。

（周小兵）

第 17 章　球囊辅助栓塞并释放支架技术

球囊辅助技术是指球囊保护技术（或称再塑形技术），是采用一套球囊导管放置于动脉瘤颈部，栓塞时通过间歇性充盈球囊，为单微导管填塞弹簧圈提供一个支撑或辅助。充盈球囊提供的屏障使弹簧圈在动脉瘤内成篮更加稳定，而不至于疝出到载瘤血管内。每次松解球囊后载瘤动脉的血流得到再灌注，避免载瘤动脉缺血并发症事件发生。此技术是 1994 年在法国 Nancy 举行的第 20 届欧洲神经放射学会议上 Moret 教授第一次提出的，是用来克服宽颈动脉瘤血管内治疗的困难与限制，提高动脉瘤内的致密填塞程度，辅助栓塞相对宽径动脉瘤的一类技术。

球囊再塑型技术可以使用一个 6F 或更大的导引导管或 6F 鞘管，或者在双侧腹股沟区置入两个导引导管（特别是术中考虑置入多个球囊时）。在持续肝素盐水滴注下我们可以同时输送球囊导管和微导管两套系统。据载瘤动脉及动脉瘤的大小可选择不同直径（3mm、4mm 或 5mm）和长度（10～30mm）球囊；随后微导管超选入动脉瘤；在首次充盈球囊之前，通常先输送第一个圈的 1～2 个环，原则是充盈最小的球囊来闭塞载瘤动脉，此后充盈球囊，将弹簧圈完全输送入动脉瘤腔内。填塞弹簧圈后需评估弹簧圈在动脉瘤内是否稳定，如果弹簧圈稳定，则解脱弹簧圈。后续填入弹簧圈时可以重新充盈球囊。有时，一次充盈可以填塞多个弹簧圈。有观点认为弹簧圈填入得越多、弹簧圈铸型越稳定。

一、适应证

- 球囊封堵测试。
- 球囊辅助栓塞（球囊辅助瘤颈成形术）。
- 血管痉挛［可以用顺应性较低的球囊（Scepter C）］。
- 打液体栓塞胶（通过独立的工作管腔注入）。
- 输送 LVIS Jr 支架（通过独立的工作管腔输送）。
- 挤压溶栓血管成形术。

二、典型病例

患者 56 岁，女性。

主诉：体检发现颅内动脉瘤 2 周余。

既往史：否认高血压、心脏病史，否认糖尿病、脑血管疾病病史，否认肝炎、结核、疟疾病史，预防接种史不详，否认手术、外伤、输血史，无食物、药物过敏史。

体格检查：神志清楚，问答切题，可自动睁眼，可按指示运动，思维力未见异常、理解力未见异常。双侧瞳孔等大等圆，直径约 3mm，对光反射灵敏；鼻唇沟对称，张口无偏斜，咬合有力，鼓腮无漏气；双侧颜面部触觉、痛觉、温度觉未见异常。躯干及四肢肌张力、肌张力未见异常，未见不自主运动。Hunt-Hess 评分 0 分，GCS 评分 15 分。

手术材料：导引导管（6F Codman Envoy Guiding）、封堵球囊导管系统 Scepter（4mm×15mm）、Synchro-2 微导丝（Stryker）、C1715ST 微导管（Stryker）、弹簧圈（EV3、Stryker）。

手术过程：①右侧颈内动脉三维重建提示右侧大脑前动脉 A_2 段起始部动脉瘤，大小为 6.8mm×5.5mm，瘤颈 3.9mm，为相对宽径动脉瘤（图 17-1A）。②导引导管（6F Codman Envoy Guiding）右侧颈内动脉为第 2 颈椎体水平。工作站选取合适的工作角度，在路图指引下，封堵球囊导管系统 Scepter（4mm×15mm）在 Synchro-2 导丝（M00326410）指引下超选入右侧大脑前动脉 A_3 段，微导管（C1715ST）蒸汽塑形后在 Synchro-2 导丝（M032640）指引下超选入动脉瘤内，回撤球囊导管至动脉瘤颈处（图 17-1B），微导管内置入可解脱弹簧圈（M0035476150），弹簧圈不能稳定成篮于动脉瘤内，遂充盈球囊（图 17-1C），弹簧圈回缩入动脉瘤内，继续置入可解脱弹簧圈（M0035475100）、可解脱弹簧圈（APB-3-6-HX-ES）、可解脱弹簧圈（APB-2.5-6-HX-ES）、可解脱弹簧圈（APB-2-4-HX-ES）、可解脱弹簧圈（APB-15-3-HX-ES）；植入最后一枚可解脱弹簧圈（M0035421520）后见弹簧圈在瘤颈处不稳定，反复调整及松懈球囊均见弹簧圈不稳定，遂通过 Scepter 球囊导管送入颅内支架系统（Neuroform Atlas，M003EZAS30150）释放（图 17-1D），完全释放支架后再次送入最后一枚可解脱弹簧圈（M0035421520），见弹簧圈稳定于瘤颈处，造影提示动脉瘤栓塞 Raymond 分级 Ⅰ 级。再次复查造影及行三维造影及减影，提示动脉瘤栓塞可，支架展开及贴壁良好（图 17-1E）。依次结束手术。术中为预防血栓事件，给予稀释后的替罗非班 6ml 鞘内缓推。③术后麻醉清晰送回病房。

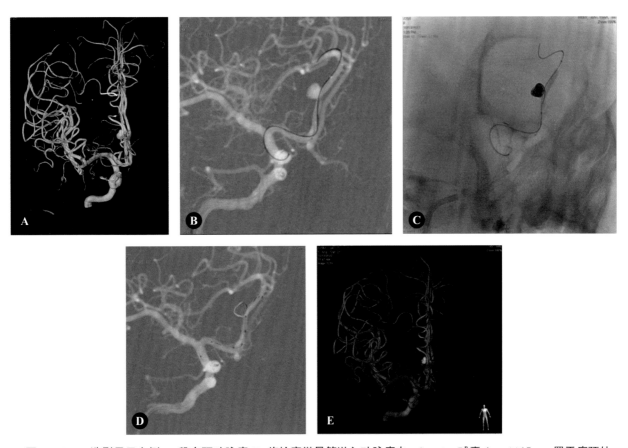

▲ 图 17-1　A. 造影显示右侧 A_2 段宽颈动脉瘤；B. 将栓塞微导管送入动脉瘤内，Scepter 球囊 4mm×15mm 置于瘤颈处；C. 填圈时充盈球囊保护动脉瘤颈；D. 但最后因弹簧圈结构不稳定，经球囊导管释放 Atlas 3mm×15mm 支架；E. 造影显示动脉瘤致密栓塞，远端分支显影良好

三、技术要点

如果术中出现动脉瘤破裂出血，球囊充盈下行动脉瘤填塞时一定要快速填塞，避免因长时间血流阻断且中和肝素化导致血栓形成。

考虑球囊充盈后对微导管头端的固定作用，微导管头端不宜进入贴近瘤体顶部或破口处，而应置于瘤体靠瘤颈中外 1/3～1/2；微调微导管释放其张力，避免释放弹簧圈时对瘤壁造成压力。

如果出现弹簧圈输送阻力大，不应强行填塞，而应释放球囊后重新调整微导管头端或微导管张力，待输送张力满意后再次充盈球囊。

术中应仔细区分球囊导管和微导管标记，避免应误判标记造成意外。

球囊重塑技术时，第一枚弹簧圈成篮至关重要，成篮后不宜立即解脱，如释放球囊后弹簧圈疝入瘤颈，应重新成篮或使用支架辅助技术或联合支架。

四、心得体会

球囊重塑技术可以使微导管的头端变得相当稳定，不易踢管，但需谨慎微导管张力过高导致的术中破裂。

分叉处动脉瘤的栓塞中使用球囊重塑技术，可以避免弹簧圈疝入分支血管，在致密填塞的同时保护了重要分支血管。

如果发生术中动脉瘤破裂，可迅速充盈球囊，暂时封堵载瘤动脉和瘤颈口，同时快速填塞，有利于控制出血量和止血。

球囊重塑技术不需要术前、术后抗血小板药物，较支架辅助技术更为安全，特别是急诊栓塞时更具优势。

微导管头端的位置不能贴壁。

不推荐球囊辅助在成倒置梨形、颈/体比＞2 的动脉瘤使用。

（黄昌仁　彭汤明）

第18章　动脉瘤电凝技术

神经介入电凝技术是使用可导电的微导丝及外套绝缘的微导管进入病变部位，微导丝尾端连接体外安全电源的正极，体表连接负极。通电后可诱发血栓形成从而闭塞病变，其基本原理是利用电荷相互吸引和电流热导效应致使局部血栓形成和机化过程达到治疗血管疾病目的。具体机制有2种：①红细胞带负电荷，会在带正电的导丝头端周围聚集形成血栓；②微导丝头端通电后产热，使导丝周围组织的蛋白质凝固变性机化，形成不可逆的损伤。

2016年，李佑祥等报道了采用Solitaire支架解脱器为电源的动脉内微导丝直接电凝的方法，成功治疗了弹簧圈无法填塞的微小动脉瘤。2018年，李聪慧报道了一组33例介入电凝微小动脉瘤及随访结果，效果理想。同时，他提出采用9V电池组为电源，可以大大提高电凝效率，为介入电凝方法打开了广泛应用的大门。随后，多位学者相继报道了电凝技术的临床应用。在安全范围内提高电源的电压，可以增大电凝功率，从而让病变血管或动脉瘤内致栓效率提高。以下为具体临床反应机制。

①血栓的形成安全范围的恒流直流电可以吸引血液中的白细胞、血小板、凝血因子等带负电荷的因子诱导血栓形成。

②血栓的机化电流产生的电热效应可以促使血栓形成加速，并进一步促使血栓变性、机化，将不稳定的血栓转变成稳定的血栓。合适的电流大小可以促进电血栓的形成，而一定时间的热效应可促使血栓变性、机化，从而阻止纤维溶解过程。

相信随着该技术应用越开越广泛，未来会有越来越多的临床案例数据可探讨。我们也将进一步使用更加稳定可靠的技术来进行颅内血管电凝治疗。

一、适应证

细小穿支上的破裂动脉瘤常规栓塞方法不能完成手术，微导丝电凝可以闭塞动脉瘤；常规支架辅助弹簧圈栓塞动脉瘤时一般尽可能达到致密栓塞，而结合介入电凝就可以疏松填入弹簧圈，然后电凝达到完全栓塞，尤其是≤3mm微小动脉瘤，降低了在填入弹簧圈时破裂风险。

- 极细穿支上的微小动脉瘤，微导管不能到位。
- 普通微小动脉瘤。
- 子瘤或瘤体周边显影。
- 支架辅助栓塞动脉瘤术后复发或栓塞时微管脱出再超选困难者。
- 血疱样动脉瘤很难致密，可以通过电凝提高栓塞率。
- 残余的瘤颈通过电凝提高完全栓塞率。

二、禁忌证

- 存在严重心脏疾病，电凝时影响明显者。
- 血管过度迂曲或硬化明显，微导丝难以到位。
- 血管重度狭窄，电凝可能导致血管闭塞。
- 对安全电压通电时不能耐受者。

三、器械和材料

电凝技术一般由两个系统组成，集电源系统

和电凝导丝。

电源目前主要以无汞碱性 9V（或两节串联形成 18V，四节串联为 36V）电池组为主。

电凝导丝主要组成部分为柔软尖端（soft tip）、连接尖端与核心杆中间段（solder joint）及近端推送杆段（图 18-1）。尖端一般为镍钛合金材质，近端推送端一般为不锈钢合金材质，两者都具有相应的导电性，尤其头端的铂钨合金材质具有较好的显影与导电性。

以 Microvention 的 Traxcess 为例，从主流电凝导丝的结构设计发现，基本上都有裸露的金属外观并且不被高分子材料包覆，这样有利于导丝发挥其特有的导电性能，尤其是血管内治疗不需要过高的导电负载，所以不锈钢和镍钛都完美契合了治疗所需的技术要求（图 18-2）。

Traxcess 头端有不锈钢线圈与铂钨合金线圈两部分组成，中间采用镍钛芯轴通过焊接形成可塑性较高的导丝。由于 Traxcess 采用独特的亲水涂层，让其在血管内具有较强的应用，也进一步的扩充了临床应用范围。

除了 Microvention 系列的导丝外，还有 Silverspeed、ASAHI、Hybrid 等导丝可以直接使用。理论上只要是合金导电金属线圈且头端有金属圆点，基本上都可以使用；而表面有绝缘涂层不导电（如 Synchro 导丝），但刮掉头尾端表面涂层后也可以导电。

四、临床应用

1. 应用心得

操作方法：常规将裸金属头端的微导丝置于动脉瘤腔内或病变血管内，然后在体表建立负极连接点（常规使用金属针头扎在大腿外侧肌肉群）。微导丝尾端连接到 9V 直流电源的正极，体表连接点连接电源负极，电流约为 1mA 上下，根据病变大小、血流快慢，是否应用支架等情况通电时间不同，持续 1～15min，一般中间要多次造影了解电凝效果。人体承受的安全电压为 36V 以下、安全电流为 50mA 以下直流电，所以介入电凝使用 9V 甚至 18V 电源是安全的，当然有心律失常性心脏病或安装起搏器患者是否安全尚无定论。

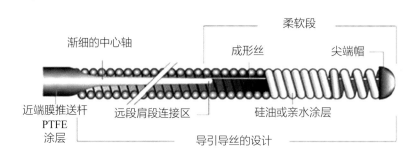

▲ 图 18-1 微导丝的基本构成

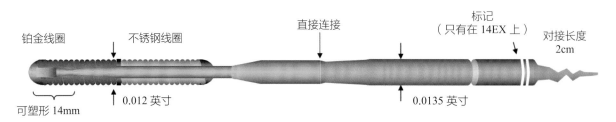

▲ 图 18-2 Traxcess 微导丝的主要构成

李聪慧个人经验

穿支微小动脉瘤一般需要 2～4min；3mm 以下动脉瘤需要 5～8min；5mm 动脉瘤需要 10～15min，填圈后可缩短；闭塞直径 1mm 的动脉需要 3～5min，2mm 动脉需要 5～10min。

图 18-3 所示为电凝时心电图的理想状态，图 18-4 为电源电力不足表现，接触不良未能形成电流环路时心电图无变化。图 18-5 为介入电凝治疗技术治疗过程。

2. 应用范围 介入电凝治疗对于目前颅内血管治疗是一个重要的辅助手段，尤其操作相对简单，费用低廉，手术即刻的效果较好，且不需要抗血小板治疗，中短期随访证明其安全有效。临床具体应用范围有 7 项。

①对于微导管无法进入的细小穿支动脉上的动脉瘤有良好的治疗效果。

②对于脑膜垂体干破裂导致的颈内动脉海绵窦瘘治疗具有较好的临床效果。

③对于小型动脉瘤或大动脉瘤的子瘤具有较好的闭塞效果。

④对于颅内细小血管的出血点闭塞效果明显。

⑤对于宽颈动脉瘤支架辅助栓塞时应用电凝技术可以大大减少弹簧圈使用。

⑥ 对于 LVIS 辅助栓塞动脉瘤复发或微管脱出超选困难时采用微导丝电凝。

⑦ 对于血疱样动脉瘤辅助使用电凝可以提高动脉瘤即刻完全闭塞率。

总之，如果动脉内微导丝电凝技术的可行性与有效性得到验证，将成为颅内动脉瘤治疗的重

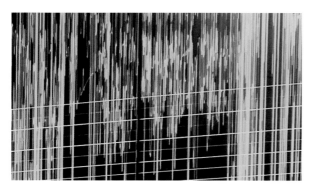

▲ 图 18-3 电凝时心电图的理想状态

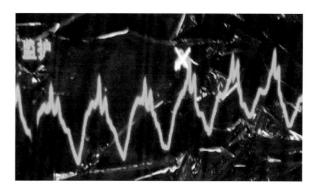

▲ 图 18-4 电源电力不足

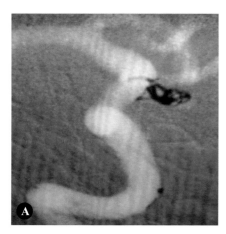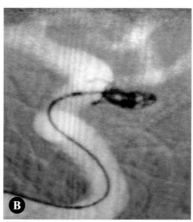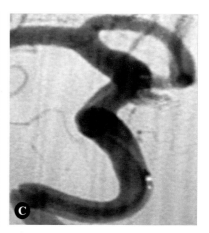

▲ 图 18-5 介入电凝治疗技术

A. 动脉瘤内疏松填入 1 枚弹簧圈；B. 插入 Traxcess-14 导丝；C. 电凝前造影

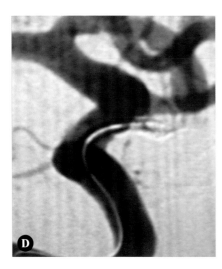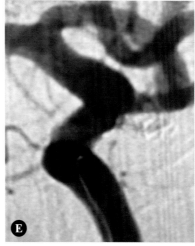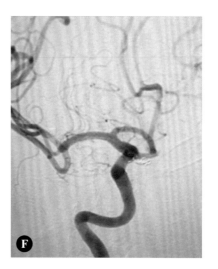

▲ 图 18-5（续） 介入电凝治疗技术

D. 9V 电源电凝 1min 后造影；E. 电凝 2min 造影动脉瘤完全闭塞，继续电凝 2min；F. 术后 5 个月造影复查未见复发

要辅助手段，可在提高治疗效果的同时减少弹簧圈、甚至支架的使用数量，从而节省医疗资源，减轻患者经济负担。我们也将通过建立稳定可靠的颅内动脉瘤体外及动物体内模型，测定安全、有效的通电电压、电流、时间等参数，比较电凝与常规弹簧圈栓塞血栓的病理差异，分析微导丝电凝对血管内皮细胞的影响，并在上述基础上通过体外血流动力学模拟、进而转向体内实验，同期如果可以采用人体血管仿真模拟，相信可以更快地获得第一手的数据与结论。由于目前技术及应用受限，并未有专用的电凝导丝及电凝器械出现，相信未来一定会有相关的专用材料和技术在颅内动脉瘤治疗中应用。

（李聪慧 李 辉）

第三篇 血管畸形栓塞技术

第19章 弹簧圈"高压锅"栓塞技术

"高压锅"栓塞技术（pressure cooker technique）是指在脑动静脉畸形或动静脉瘘供血动脉内，人为地在注胶微导管近端制造"塞子"而形成特殊的压力梯度，使得栓塞过程中没有血流从该支血管进入畸形团同时防止胶的反流。

一、适应证

血管路径良好、供血动脉管径可容纳两根微导管进入的相对紧凑的畸形团（图19-1）。

二、禁忌证

供血动脉极度弯曲或管径过细，两条微导管难以同时到位制作"塞子"。

三、病例分析

典型病例1

患者男性，60岁。

主诉：突发剧烈头痛6h（脑动静脉畸形团破

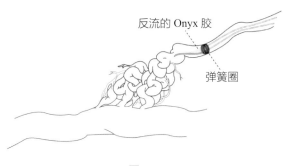

反流的Onyx胶

弹簧圈

▲ 图19-1

裂致蛛网膜下腔出血）。

既往史：既往体健。

体格检查：神清语明，双侧瞳孔大小约3.0mm，间直接对光反射灵敏，Kernig征阳性，颈强3横指，四肢肌力Ⅴ级，肌张力正常。

治疗方案：使用"高压锅"技术进行畸形团Onyx胶栓塞。

手术材料：6F Guiding（Cordis）、Traxcess-14微导丝（Microvetion）、Sonic微导管（Balt）、Echelon-10微导管（ev3）、弹簧圈、Glubran（GEM）、Onyx胶（Medtronic）。

手术过程：DSA提示右侧额叶脑动静脉畸形（图19-2），Spetzler-Martin分级Ⅳ级，由右侧大脑前动脉分支供血，可见粗大的引流静脉（图19-2，白箭）。该病例采用"高压锅"栓塞技术治疗，使用Echelon-10微导管（图19-3，白箭）在Sonic微导管（图19-3，黑箭）导管头近端填塞弹簧圈，然后通过Echelon-10微导管注入Glubran胶（图19-4，黑箭）制作塞子。通过Sonic微导管注入Onyx胶栓塞畸形团，使Onyx胶尽可能向畸形团内弥散。最终造影可见畸形团大部分栓塞（图19-5），透视像可见Onyx胶分布（图19-6）。

典型病例2

患者女性，10岁。

主诉：突发剧烈头痛4h（脑动静脉畸形团破

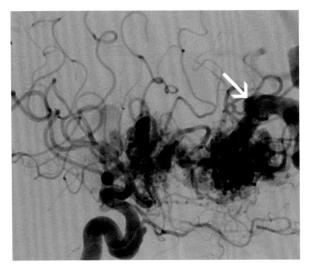

▲ 图 19-2　右侧额叶脑动静脉畸形，白箭为引流静脉

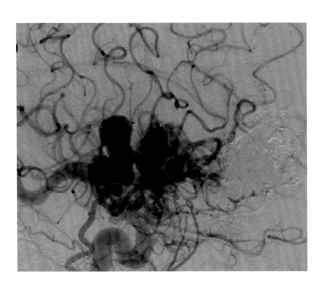

▲ 图 19-5　畸形栓塞后造影

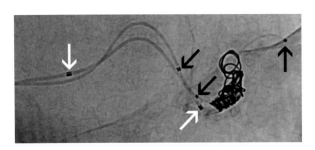

▲ 图 19-3　将微导管送至畸形团病灶，白箭为 Echelon-10 微导管，黑箭为 Sonic 微导管

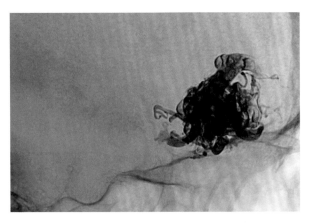

▲ 图 19-6　透视像下 Onyx 胶的分布

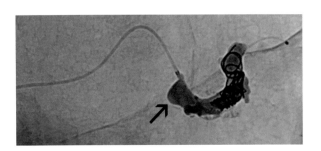

▲ 图 19-4　通过 Echelon-10 微导管注入 Glubran 胶

裂致额叶出血）。

既往史：既往体健。

体格检查：神清语明，双侧瞳孔大小约 2.5mm，间直接对光反射灵敏，Kernig 征阴性，无颈强，四肢肌力 V 级，肌张力正常。

治疗方案：使用"高压锅"技术进行畸形团 Onyx 胶栓塞。

手术材料：6F Guiding（Cordis）、Synchro-14 微导丝（Stryker）、Marathon 微导管（Medtronic）、Echelon-10 微导管（ev3）、弹簧圈、Onyx 胶（Medtronic）。

手术过程：DSA 提示右侧额叶脑动静脉畸形（图 19-7），Spetzler-Martin 分级 II 级，由右侧大脑中动脉分支、大脑前动脉分支及豆纹动脉供血（图 19-7，白箭）。该病例采用"高压锅"栓塞技术治疗，使用 Echelon-10 微导管（图 19-8，白箭）及 Marathon 微导管（图 19-8，黑箭）进入右侧大脑中动脉分支供血动脉内，在 Marathon 导管头近端通过 Echelon-10 微导管填塞弹簧圈（图 19-9），然后通过 Marathon 微导管注入 Onyx

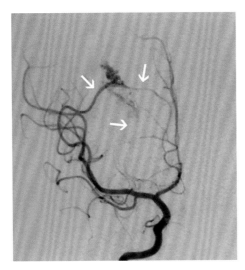

▲ 图 19-7 DSA 示右侧额叶脑动静脉畸形，白箭为畸形团供血动脉

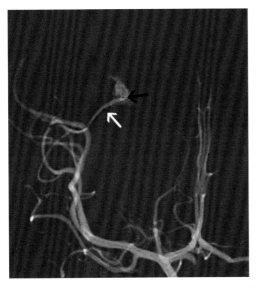

▲ 图 19-8 将微导管送至畸形团病灶，白箭为 Echelon-10 微导管，黑箭为 Marathon 微导管

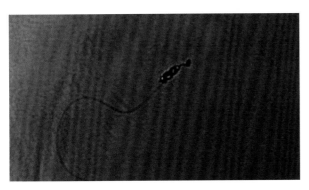

▲ 图 19-9 通过 Echelon-10 微导管填塞弹簧圈

胶，弹簧圈与反流的 Onyx 胶结合形成塞子。然后继续通过 Marathon 微导管注入 Onyx 胶栓塞畸形团，使 Onyx 胶尽可能向畸形团内弥散。最终造影可见畸形团消失（图 19-10），透视像可见 Onyx 胶分布（图 19-11）。

四、技术要点

"高压锅"栓塞技术本质是通过在注胶微导管近端制作的"塞子"形成促使 Onyx 胶向畸形

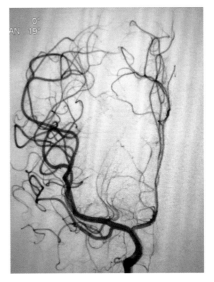

▲ 图 19-10 栓塞后造影

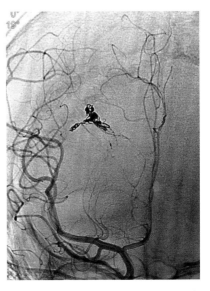

▲ 图 19-11 透视像下 Onyx 胶的分布

团内弥散的压力梯度，并防止 Onyx 胶过度反流造成注胶微导管的拔管困难。具有反流可控更加安全、增加胶的弥散率提高栓塞比例的优势。

2014 年，该技术由德国 Chapot 教授等首次发布，传统方法为使用可解脱微导管（主要是 Sonic 微导管或 Apollo 微导管）及普通栓塞微导管（如 Echelon-10 微导管）组合，通过普通栓塞微导管在可解脱微导管解脱点和导管头之间填塞弹簧圈并注入 Glubran 胶或 NBCA 胶制作"塞子"，然后通过可解脱微导管注入 Onyx 胶栓塞畸形团。但是，由于 Glubran 胶或 NBCA 胶制作"塞子"时难以控制凝塞时间，且存在堵塞注胶微导管头端的可能，2016 年巴西 Abud 教授等提出了改良方案，即通过普通栓塞微导管填入弹簧圈后不立即注入 Glubran 胶或 NBCA 胶，而先通过注胶微导管注入 Onyx 胶，在 Onyx 胶初期反流巩固"塞子"的基础上再通过普通栓塞微导管注入 Glubran 胶或 NBCA 胶。而随着"高压锅"栓塞技术在临床上越来越多地被应用，对"高压锅"技术进行调整的学者也不断增加，如在注胶微导管近端单纯弹簧圈保护的基础上，结合 Onyx 胶的反流与近端弹簧圈形成"塞子"，而不使用 Glubran 或 NBCA 胶，具有简化操作步骤同时保证"塞子"也能形成充足的压力梯度，达到良好栓塞效果的优势。除此之外，也有学者使用球囊导管如 Scepter 球囊导管或注胶微导管结合球囊的方法进行"高压锅"的栓塞。

需要注意的是，在使用传统的"高压锅"栓塞技术时，填塞弹簧圈后，需使用较高浓度的 Glubran 胶或 NBCA 胶（50%～80%）来制作"塞子"，避免过度弥散，也可以先进行 Onyx 胶的注入，在初期反流后再注入 Glubran 胶或 NBCA 胶，降低堵塞注胶微导管头的风险。在注胶微导管选择上以可解脱微导管的使用为最佳，可大大提高拔管成功率，在操作上具有更高的安全性，而在单纯近端弹簧圈填塞而不使用 Glubran 胶或 NBCA 胶时，若没有可解脱微导管，也可以选择使用不可解脱的注胶微导管如 Marathon 微导管，但此时必须严格控制弹簧圈填塞位置，使其位于距注胶微导管头较近的位置，一般在 2cm 以内，同时选择小而长的弹簧圈，尽量致密填塞，结合 Onyx 胶的反流，做实"塞子"。在供血动脉的选择上，应尽可能选择较粗大的供血动脉进行"高压锅"栓塞，若畸形团构筑复杂尺寸较大，存在多支供血动脉，应先选择性栓塞其他中等粗大的供血动脉，后续再进行"高压锅"栓塞，使 Onyx 胶能更好地弥散，减少源自其他供血动脉的血流对冲，破坏"塞子"所形成的压力梯度。而在整个注胶的过程中，要仔细观察胶的弥散状态，警惕压力过高导致畸形团破裂出血的可能。

（王宏磊　徐　宁　万　峥）

参考文献

[1] R Chapot，P Stracke，A Velasco，et al. The Pressure Cooker Technique for the treatment of brain AVMs [J]. Journal of Neuroradiology, 2014, 41(1):87-91

[2] D G Abud，L H Castro-Afonso，G S Nakiri，et al. Modified pressure cooker technique: An easier way to control onyx reflux [J]. Journal of Neuroradiology, 2016, 43(3):218-22

第 20 章　Glubran "高压锅" 栓塞技术

"高压锅"技术（pressure cooker technique，PCT）是指在脑动静脉畸形栓塞过程中，采用头端可解脱微导管注射液态栓塞材料，并同时采用弹簧圈和胶在上述微导管头端以近、解脱点以远形成"塞子"，以促进液态栓塞材料在畸形团内弥散，提高栓塞效率和栓塞率的一种技术[1]。

一、适应证

包括经动脉或经静脉入路栓塞脑动静脉畸形和硬脑膜动静脉瘘；经动脉入路栓塞硬脊膜动静脉瘘、硬膜外动静脉瘘、高血运肿瘤；经静脉入路栓塞椎管脑脊液 – 静脉瘘[2-7]。

二、禁忌证

与根髓动脉发自同一根肋间动脉（或腰动脉）的硬膜动脉供血的硬脊膜动静脉瘘。

三、典型病例

患者女性，32 岁。

主诉： 头痛 1 个月，行头颅磁共振检查发现右侧额叶动静脉畸形。

既往史： 既往体健，无特殊病史。

体格检查： 神经系统查体未见明显异常。

手术材料： Envoy 6Fr 导引导管（美国强生）、Marathon 微导管（美国美敦力）、Apollo 头端可解脱微导管（美国美敦力）、Echelon-10 微导管（美国美敦力）、Traxcess 微导丝（日本泰尔茂）、唯心弹簧圈（中国威高）、Onyx 液态栓塞材料（美国美敦力）、Glubran 2 外科胶（意大利 GEM）。

手术过程： 全麻下完成经股动脉全脑血管造影，可见动静脉畸形位于右侧额叶，最大径约 2.5cm；供血动脉来自大脑前动脉之额极动脉和眶额动脉，其中眶额动脉为主要供血动脉，直径约 1.5mm；经额极静脉引流至上矢状窦（图 20-1）。Envoy 导引导管置于右侧颈内动脉岩骨段，分别在路径图下以 Marathon 导管 2 次超选右侧额极动脉两个分支，均注射 Onyx 闭塞分支动脉端后顺利拔管，可见畸形团血流体积有所减小（图 20-2）。随后采用 Apollo 微导管超选右侧眶额动脉，头端进入畸形团；采用 Echelon-10 微导管同样超选至眶额动脉，微导管头端位于 Apollo 微导管头端以近（图 20-3）。先经 Echelon-10 微导管在 Apollo 微导管头端以近，解脱点以远填塞 3 枚唯心弹簧圈，闭塞眶额动脉，再通过 Echelon-10 在上述弹簧圈内注入 33% 的 Glubran 2 0.4ml 以制作"塞子"，确保反流不越过 Apollo 微导管解脱点，并顺利拔除 Echelon-10（图 20-4）。随后，Apollo 微导管采用 DMSO 灌注后，缓慢注射 Onyx 液态栓塞材料使其在畸形团内不断弥散，当其弥散至引流静脉或反流至其他供血动脉时停顿 30s 至 1min，随后再次开始注射（图 20-5）；Onyx 在畸形团内不断弥散，直至完全充盈畸形团，并最终完全充盈引流静脉起始部（图 20-6）。颈内动脉造影可见畸形团完全不显影，随后顺利拔管（图 20-7）。

随访： 患者术后无不适主诉，查体未见异常，mRS 0 分。术后 4 个月无不适，mRS0 分，复查脑血管造影，未见畸形团显影（图 20-8）。

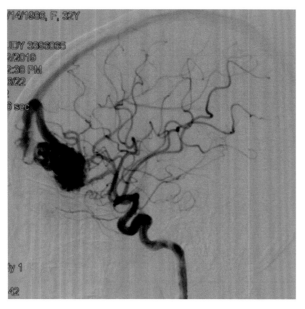

▲ 图 20-1　脑血管造影提示右侧额叶动静脉畸形

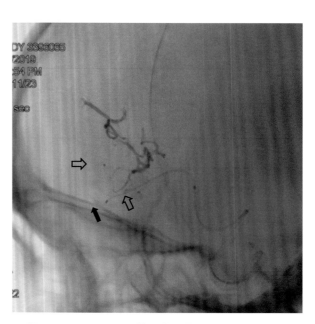

▲ 图 20-3　Apollo 微导管（空心箭，近端箭头为解脱点）和 Echelon-10 微导管（黑箭）经眶额动脉超选到位

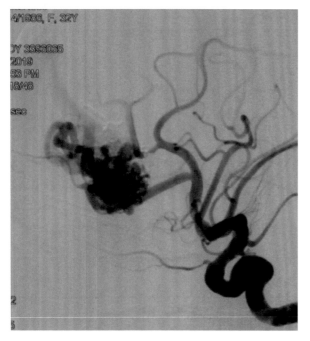

▲ 图 20-2　经额极动脉 2 分支栓塞后，畸形团有所缩小

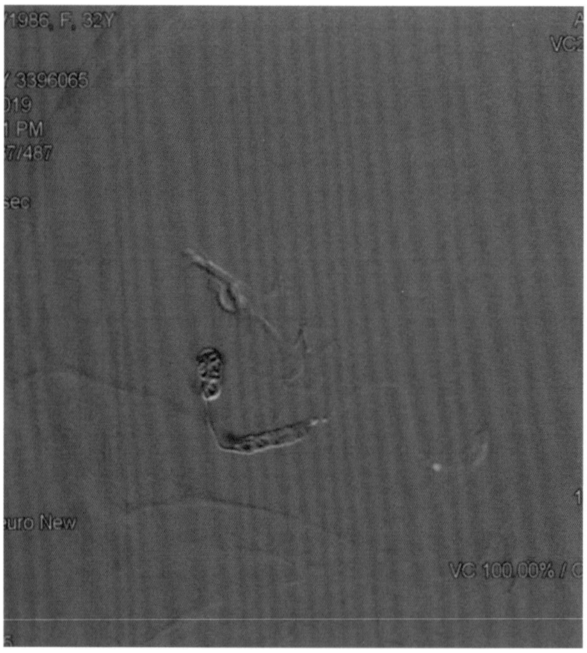

▲ 图 20-4　采用弹簧圈和外科胶制作"塞子"

四、技术要点

2014 年，PCT 由德国 Chapot 等首先报道[1]，该技术主要有 3 个要点：①采用头端可解脱微导管栓塞；②采用弹簧圈和外科胶在可解脱段形成

牢固的"塞子"；③采用非黏附的液态栓塞材料，如 Onyx，进行血管畸形的栓塞。Onyx 等非黏附性栓塞材料及头端可解脱微导管的应用大大提高了动静脉畸形的栓塞治愈率，减少了拔管出血和留管的发生。但是，由于 Onyx 是顺压力梯度弥

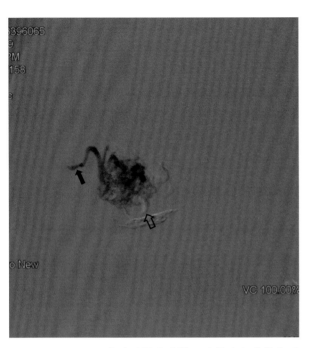

▲ 图 20-5　Onyx 在畸形团内弥散，弥散支部分供血动脉（黑箭）和静脉（空心箭）

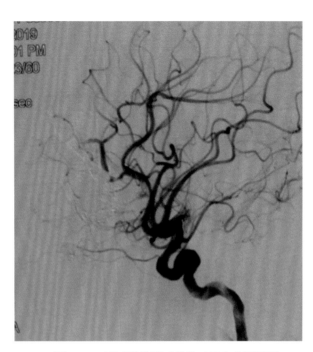

▲ 图 20-7　颈动脉造影动静脉畸形完全不显影

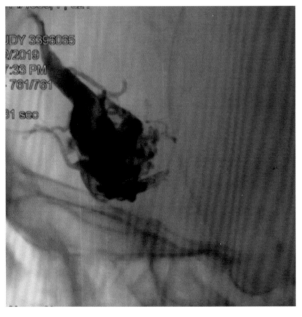

▲ 图 20-6　Onyx 最终铸形

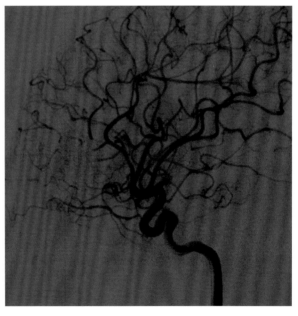

▲ 图 20-8　术后 4 个月造影复查未见动静脉畸形显影

散的，需要在微导管头端以近形成牢固的"塞子"才能促进其向畸形团内弥散，而形成这一牢固的"塞子"通常需要经历多次反流，并需要一定的反流长度。在以往栓塞脑动静脉畸形的过程中，由于这些反流，经常延误 Onyx 向畸形团内的弥散，

最终丧失进一步弥散的机会，导致不能完全栓塞。PCT 通过利用弹簧圈和外科胶主动在微导管近端形成牢固的"塞子"，一方面可以阻止 Onyx 注射过程中的反流，使其更高效地向畸形团内弥散，避免不必要的停顿，提高畸形的栓塞率；另

一方面，在形成"塞子"后，由于减少了动脉端的血流，经头端可解脱微导管造影还可更清晰观察畸形的结构。PCT 成功应用后，很多学者对其进行了简化，包括单纯采用外科胶作"塞子"[2]、单纯采用尼龙弹簧圈取代普通弹簧圈和外科胶[8]、采用双腔球囊直接注射 Onyx 等[9]。PCT 起初仅应用于经动脉入路脑动静脉畸形的栓塞，随着近年来脑动静脉畸形经静脉入路的临床实践，PCT 被广泛应用于经静脉入路栓塞脑动静脉畸形之中[4, 7, 10]，也被应用到 Galen 动脉瘤样动静脉畸形[11]、硬脊膜动静脉瘘[3, 12]、椎管脑脊液－静脉瘘[5] 及高血运肿瘤的栓塞中[6]，大大提高了栓塞成功率。

该患者畸形团小于 3cm，供血动脉不多，并有一支粗大的终末供血动脉，位于非功能区，为 Buffalo 2 级，应积极寻求经动脉入路治愈性栓塞。在经较大瘘口行 PCT 栓塞前，分别栓塞了两支供血动脉，有助于在最终栓塞时减少竞争血流，促进 Onyx 在畸形团内弥散，减少残留和出血并发症的风险。此外，采用 PCT 栓塞的过程中，栓塞材料容易通过畸形团向静脉端弥散，过早闭塞引流静脉亦存在出血并发症的风险，应适当停顿，确保在畸形团完全栓塞前保持静脉部分引流功能。

（李　强）

参考文献

[1] Chapot R, Stracke P, Velasco A, et al. The pressure cooker technique for the treatment of brain AVMs [J]. J Neuroradiol, 2014, 41(1): 87-91.

[2] Abud DG, de Castro-Afonso LH, Nakiri GS, et al. Modified pressure cooker technique: An easier way to control onyx reflux [J]. J Neuroradiol, 2016, 43(3):218-222.

[3] Clarençon F, Stracke CP, Shotar E, et al. Pressure Cooker Technique for Endovascular Treatment of Spinal Arteriovenous Fistulas: Experience in 15 Cases [J]. AJNR Am J Neuroradiol, 2021, 42(7):1270-5.

[4] Koyanagi M, Mosimann PJ, Nordmeyer H, et al. The transvenous retrograde pressure cooker technique for the curative embolization of high-grade brain arteriovenous malformations [J]. J Neurointerv Surg, 2021,13(7):637-641.

[5] Parizadeh D, Vasconcelos AHC, Miller DA, et al. Dual microcatheter and coil/balloon pressure cooker technique for transvenous embolization of cerebrospinal fluid-venous fistulas [J]. J Neurointerv Surg, 2022.

[6] Szatmáry Z, Hillman J, Finitsis S. Meningioma embolization with the pressure cooker technique using Squid 12 [J]. Interv Neuroradiol, 2017,23(4):441-443.

[7] Waldeck S, Chapot R, von Falck C, et al. First Experience in the Control of the Venous Side of the Brain AVM [J]. J Clin Med, 2021,10(24).

[8] Da Ros V, Salimei F, Sabuzi F, et al. Simplified pressure cooker technique for the treatment of brain AVMs, dAVFs and facial vascular malformations [J]. Neuroradiol J, 2022:19714009221089026.

[9] Sahu CD, Bhargava N. Intra-arterial onyx embolisation of sphenobasilar sinus fistula using pressure cooker technique: case report and review of the literature [J]. Neuroradiol J, 2021, 34(2):131-134.

[10] 李司司，尚成浩，路智文，等 . 经静脉入路栓塞颅内浅表动静脉畸形的单中心经验 [J]. 中华神经外科杂志，2022, 38(4):6.

[11] Fifi JT, Bazil MJ, Matsoukas S, et al. Evolution of transvenous embolization in vein of Galen malformation: case series and review of the literature [J]. J Neurointerv Surg, 2022.

[12] 杨全龙，李强，李嘉楠，等 . 近端血流阻断加压技术在硬脊膜动静脉畸形血管内治疗中的应用 [J]. 中华神经外科杂志，2020,36(4):5.

第 21 章 动静脉联合入路栓塞复杂脑动静脉畸形技术

对于部分复杂脑动静脉畸形，动静脉联合入路栓塞治疗是一种可以达到治愈结果的治疗方式。

一、适应证

脑动静脉畸形体积较大、供血杂乱繁多，畸形位于脑组织深部，或者位于重要功能区，不适于开颅手术及立体定向治疗。在进行栓塞治疗时，动脉入路只能进行畸形团部分栓塞，无法达到治愈性栓塞的目的，而畸形的引流静脉可以提供一个有效到位途径，可考虑进行动静脉联合入路栓塞来治疗该类型的动静脉畸形。

二、禁忌证

引流静脉无法到位的动静脉畸形。

三、技术要点

进行动静脉联合入路栓塞时，先需要进行动脉入路栓塞。动脉入路栓塞先选择离静脉端较远、较为散在，而又有可以到位的供血动脉的部分进行栓塞。在对这部分畸形栓塞时，可以选择较稀浓度（15%～20%）的 Glubran 胶进行栓塞，这样可以较好的弥散进入散在的畸形团内。当周边较为散在的畸形团栓塞后，再观察残余畸形团还有没有动脉入路可以栓塞，如果没有很好的动脉途径进行栓塞时，残余畸形的引流静脉清晰且可到位时，可以进行静脉入路栓塞（图 21-1）。

静脉入路栓塞前的静脉 3D 成像评估非常重要，对于确定微导管到位的位置有直接的参考意义。选择合适的工作角度，静脉窦置入指引管或长鞘后，先进行 1.7F 微导管的到位，为植入弹簧圈塞子做准备，1.7F 微导管置入在接近静脉头端的位置。然后再进行打胶微导管的置入，打胶微导管可以选择 Marathan、Appllo、Sonic 等，甚至可以选择 1.7F 微导管，打胶微导管到位的位置要比之前置入的弹簧圈微导管位置更远，尽量到达静脉的最远端。两根微导管均到位满意后，先进行弹簧圈塞子的植入，然后打胶，在打胶前建议将收缩压压降到足够低，根据情况一般建议维持在 60～70mmHg（根据患者年龄、身体状况及基础血压可进行调整）。持续注胶直到胶开始反流，可先停止注胶，等待 1～2min，再进行注胶。在注胶的时候也需要观察有没往动脉端弥散过远，影响正常血供；也要反复造影，观察畸形闭塞及引流静脉早显的情况。如果胶持续反流过多，不再向畸形内弥散，这时造影畸形团显影不明显，没有引流静脉的早显。可以进行全脑血管的造影评估。如果造影评估畸形团及引流静脉均未见显影，可以停止手术。如果动脉造影仍有畸形团显影，静脉注胶无法再有效弥散到残余畸形团的位置，需要寻找残余畸形团的供需支，争取动脉入路进行补充栓塞。栓塞术后，建议持续降压 72h，再缓慢恢复血压。

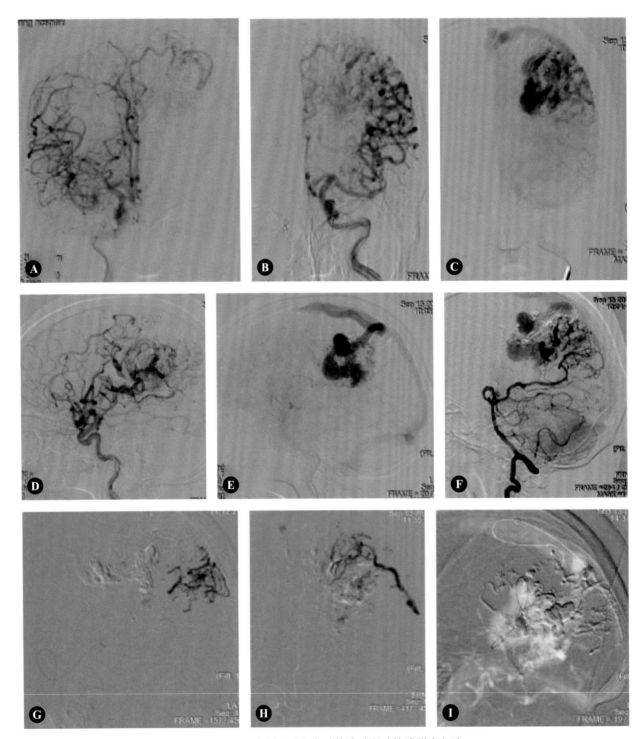

▲ 图 21-1　左侧顶叶复杂动静脉畸形动静脉联合入路

A. 左侧大脑前动脉少量供血动静脉畸形；B. 正位造影显示左侧大脑中动脉的畸形供血支迂曲杂乱；C. 正位造影显示畸形的粗大静脉端；D. 侧位造影提示左侧大脑中动脉的畸形供血支；E. 侧位造影显示畸形的粗大引流静脉向上矢状窦引流；F. 侧位造影显示左侧大脑后动脉有对畸形的供血；G. 动脉入路，15%Glubran 胶栓塞大脑后动脉供血对畸形团部分；H. 动脉入路，15%Glubran 胶栓塞大脑前动脉供血对畸形部分；I. 在路途下将打胶微导管及弹簧圈微导管置入引流静脉远端

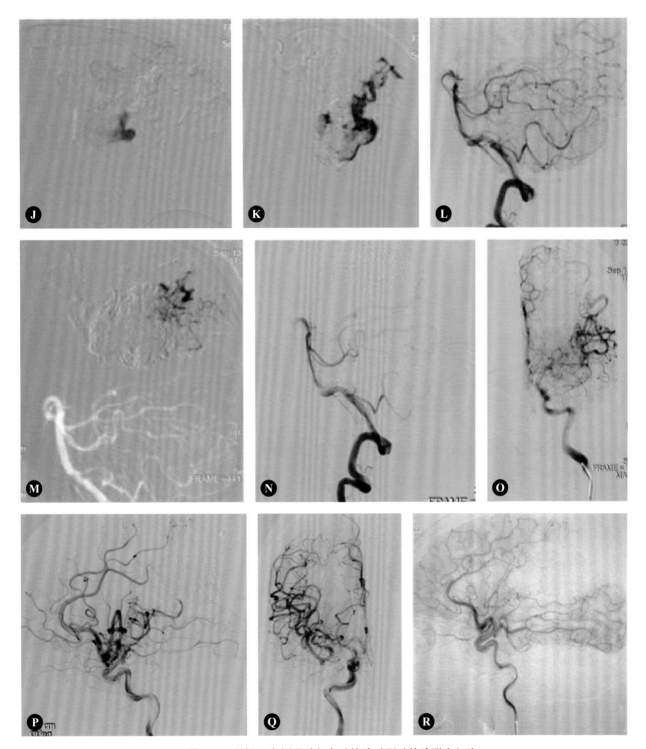

▲ 图 21-1（续） 左侧顶叶复杂动静脉畸形动静脉联合入路

J. 超选造影证实微导管到位的位置；K. 弹簧圈塞子做好之后注入 Onyx；L. 静脉栓塞后，椎动脉造影显示大脑后动脉还有部分供血；M. 动脉入路，用 15%Glubran 胶补充栓塞大脑后动脉供血的残余畸形团；N. 椎动脉造影显示畸形完全不显影；O. 左侧颈内动脉正位造影显示畸形团没有显影，没有引流静脉的早显；P. 左侧颈内动脉侧位造影显示畸形团没有显影，没有引流静脉的早显；Q. 右侧颈内动脉正位造影显示畸形团没有显影；R. 1 年后复查，左侧颈内动脉侧位造影显示畸形团没有显影，之前迂曲的大脑中动脉分支恢复正常

（何旭英）

第 22 章　硬脑膜动静脉瘘栓塞技术

硬脑膜动静脉瘘（DAVF）是指发生在硬脑膜及其附属物大脑镰和小脑幕上的异常动静脉交通，约占颅内血管畸形的 10%～15%。DAVF 主要由颈外动脉供血，颈内动脉、椎动脉的脑膜支也可参与供血。治疗 DAVF 的目标是为了阻断动、静脉系统的短路连接点并闭塞硬脑膜静脉窦壁上的瘘口。随着神经影像学的快速发展和对硬脑膜动静脉瘘自然病史的深入理解，越来越多的硬脑膜动静脉瘘患者接受血管内介入治疗。血管内栓塞已经成为多数 DAVF（包括颈内动脉海绵窦瘘、横窦和乙状窦附近的动静脉瘘及上矢状窦的硬脑膜动静脉瘘在内）的一线治疗方法，血管内栓塞治疗的进展为该病提供了解剖学治愈的可能性。

一、硬脑膜动静脉瘘的分类

硬脑膜动静脉瘘是颅内动脉与静脉系统直接相通，其分类方式主要是以静脉引流模式来划分，并以此作为选择特定治疗方式的原则，目前 DAVF 有多种分型方法，目前最主要的有两种分型，即 Borden 与 Cognard 分型。

1. Borden 分型　Borden 分型是根据血流方向和皮质静脉引流情况分类，具体的类型描述为以下 3 种。

①Ⅰ型：顺行流入硬膜静脉窦或脑膜静脉，通常有良性的自然病史。

②Ⅱ型：顺行流入硬膜静脉窦，但也有逆行性皮质静脉回流；39% 的患者被认为是具有侵袭性表现的高级别病变。

③Ⅲ型：从瘘口直接逆行流入皮质静脉，从

而引起静脉高压；79% 的人有侵袭性表现。

2. Cognard 分型　Cognard 分型是根据 dAVFs 位置、流向、皮质静脉引流和静脉扩张情况分类，具体的类型描述为以下 5 大类。

①Ⅰ型：局限于窦内，顺行，无皮质引流；其有一个良性的临床过程。

②Ⅱ型：引流到静脉窦，有反向血流。

• Ⅱa 型：局限于窦内，逆行流入窦内，无皮质引流；该类患者有 20% 的颅内高压风险。

• Ⅱb 型：引流至静脉窦，顺行血流，反流至皮质静脉；静脉回流引起出血的风险为 10%。

• Ⅱa+b 型：引流至静脉窦，逆流，回流至皮质静脉；无论有无颅内高压，该类患者都有 66% 的出血风险。

③Ⅲ型：直接引流至皮质静脉，无静脉扩张；该类患者有 40% 的出血风险。

④Ⅳ型：直接引流至皮质静脉伴静脉扩张，该类患者有 65% 的出血风险。

⑤Ⅴ型：直接引流至脊髓髓周静脉，50% 的病例表现为进行性脊髓病。

硬脑膜动静脉瘘年出血风险估计为 1.5%～1.8%，其出血风险主要取决于 2 个因素：①静脉引流模式，特别是存在皮质静脉反流；②临床中存在侵袭性表现与否。DAVF 可大致分为良性（即 Borden Ⅰ型、Cognard Ⅰ～Ⅱa 型）和侵袭性（即 Borden Ⅱ～Ⅲ型、Cognard Ⅱb～Ⅴ型）两类。硬脑膜动静脉瘘的侵袭性表现主要是指进展性分型中的非出血性神经功能障碍，硬脑膜动静脉瘘皮质静脉反流的存在也是颅内 DAVF 病程恶性进展最强的诱发因素，硬脑膜动静脉瘘的分型越高，越容易出现侵袭性表现，出血的风险也越高，手术指征越明显。

二、硬脑膜动静脉瘘的治疗原则

血管内治疗是大多数硬脑膜动静脉瘘的一线治疗方法。对于 DAVF 来说，成功治愈的关键在于阻断动脉化的引流静脉近端部分，术者在手术前一定要详细地了解动静脉瘘的解剖、位置、血管构筑和血流动力学，充分了解静脉引流模式和对正常脑实质静脉引流的影响。这不仅决定了出血的概率，而且决定了导管进入路径、栓塞材料等治疗方案。数字减影血管造影（digital subtraction angiography，DSA）是诊断和评估 DAVF 的最终标准，通过使用以瘘口为中心的放大高帧率（通常为每秒 6 帧）DSA，并使用 3D 旋转血管造影确保识别 DAVF 的所有重要供血动脉，并识别血管内治疗期间可能存在风险的颈外动脉（ECA）- 颈内动脉（ICA）吻合和颅神经动脉供血，从而降低与治疗相关的风险。随着介入治疗技术和策略的不断发展，其血管造影和临床治愈率显著提高，在可能的情况下应优先采用血管介入治疗颅内硬脑膜动静脉瘘。

1. 球囊辅助栓塞技术

(1) 概述：经动脉途径是最早采用、使用最多、操作相对简便却十分有效的血管内治疗方法。临床上大多数 DAVF 可选择经此途径栓塞治疗，包括横窦 - 乙状窦区、小脑幕区、上矢状窦区 DAVF 等。微导管通过微导丝引导到供血动脉的远端位置，目的是使微导管尽可能接近瘘口。栓塞材料的选择取决于手术的目的。早期曾有报道使用微粒栓塞材料，但其注射过程中分布难以控制且瘘口再通率高，已经很少采用。目前绝大多数经动脉途径栓塞 DAVF 的手术都使用 Onyx 或 NBCA。由于 NBCA 的聚合时间不可控，持续注射时容易引起微导管黏管滞留的风险。因此使用 Onyx 栓塞成为经动脉途径栓塞 DAVF 更安全有效的方式。

在注射 Onyx 之前，需用 DMSO 对微导管进行灌注 / 冲洗。然后，在空白路径图下注射 Onyx，注射速度可以根据 Onyx 在血管弥散速度、方向和回流进行调整。一旦观察到回流现象，应停止注射 30～90s，以使 Onyx 凝固，然后再继续注射。当回流在微导管周围形成一个理想的塞子时，可以进一步将 Onyx 推向瘘口。Onyx 是压力梯度推动的液体栓塞剂，往往需要经反流后停止注射，局部固化后形成塞子，然后再次注射推动 Onyx 前进，如果微导管头端距离瘘口远，容易在栓塞过程中形成新的阻力引起新的反流，甚至经危险吻合栓塞颅内动脉造成严重后果。球囊辅助栓塞技术可有效改进 Onyx 栓塞的注射过程，迅速推动 Onyx 前向流注，提高完全闭塞率，并减少反流避免正常血管栓塞。

目前常用的球囊有两种，一种是以 HyperForm 或 HyperGilde 为代表的单腔球囊，一种是以 Scepter 球囊为代表的双腔球囊。理论上，双腔球囊导管的球囊更接近导管头端，充盈后能更好阻断供血动脉防止反流，对 Onyx 的前向推动作用更好。但在临床中发现，球囊导管往往管径略粗，大多数颅内 DAVF 的供血动脉都是颈外动脉的远端分支，其管径纤细而且迂曲，球囊导管进入远端往往比较困难。而采用单腔球囊导管结合另外的微导管，微导管可在微导丝引导下更精细的调整，有利于通过迂曲的供血动脉到达瘘口附近，而球囊也能尽可能到达其近端的供血动脉。尽管不能完全接近注射 Onyx 微导管的头端，其充盈后仍可提供一个显著的压力梯度推动 Onyx 前进。

(2) 手术方法：在球囊辅助栓塞硬脑膜动静脉瘘时，一般在静吸复合（全麻）麻醉下进行手术，如注射 Onyx 使用 Echelon-10 微导管可选用 Envoy 导引导管，如注射 Onyx 使用 Marathon 导管，则需使用 7F 以上导引导管。穿刺右侧股动脉，使用双 "Y" 连接的方法可以使球囊导管和 Onyx 兼容导管经同一条导引导管输送。如果硬脑膜动静脉瘘供血动脉相对较粗且迂曲程度较低，可以选用双腔球囊。术中给予肝素化使 ACT

时间达 250～300s。将导引导管置于主要靶血管的远端，以微导管超选进入供应瘘口的动脉小分支内。微导管和球囊导管到位后，经微导管和导引导管进行双导管造影确认位置满意后，充盈球囊，在空白路径图下注射 Onyx。一般常用 Onyx18，引起弥散更快速，可以向深部弥散至 DAVF 的瘘口。此时，Onyx 推注过程简化，如果弥散满意无须使用推注 – 停止 – 再推注的注射策略，从注射过程开始即刻匀速注射，球囊的辅助结合 Onyx 的可控性及良好弥散性，前向流注更迅速，更可能达到瘘口近引流静脉近端，达到治愈的目的。术中使用空白路径图技术来仔细监视 Onyx 的流动方向，避免进入危险吻合。如果 Onyx 流入不需要栓塞的血管分支，则停止注射 2min。每次栓塞暂停后，更换新的空白路径图，以观察 Onyx 弥散的实时路径；并可间断经导引导管行血管造影来评估栓塞的程度。应用球囊辅助技术，一般可以实现通过单一供血动脉栓塞多根供血动脉供血的硬脑膜动静脉瘘，可见到 Onyx 向其他供血动脉反流的铸形。栓塞过程中，偶尔可以见到 Onyx 沿球囊周围逆向反流，可视度在充盈球囊以获得更完全的封闭。注射过程中，如果注射阻力很大不要强行注射 Onyx，以免堵塞的微导管近端破裂

而造成 Onyx 胶将正常的血管堵塞。注射结束后撤出微导管时需要轻轻抽吸，然后再向下牵拉导管，在球囊辅助情况下一般无需太大力量即可撤出，然后撤下球囊导管，导引导管留置在颈外动脉，回抽后撤至颈总动脉造影以避免局部微栓子或 Onyx 误栓颈内动脉系统。

2. 静脉入路栓塞硬脑膜动静脉瘘 在 Onyx 时代之前，经静脉入路是血管内治疗治愈 DAVF 的主要方法，与所有颅内 DAVF 的治疗方法一样，经静脉入路的临床目标是降低未来出血或非出血性神经功能缺损的风险。对于静脉入路，应该进行严格的患者选择，以实现瘘口的完全栓塞和避免并发症。在经动脉栓塞（TAE）技术困难或危险的情况下，通过逆行经静脉进入瘘口，用 Onyx 和（或）弹簧圈栓塞瘘口和引流静脉近端达到治愈目的。经静脉入路栓塞硬脑膜动静脉瘘应进行严格的病例筛选，以实现完全病变的完全闭塞和避免并发症。所选择的静脉窦或皮质静脉应不参与脑的正常静脉引流，且可用恰当的治疗完全闭塞该静脉通路（图 22-1 和图 22-2）。

（1）手术适应证

①硬脑膜动静脉瘘由小的迂曲动脉供血，无法安全地到达颈动脉瘘口位置。

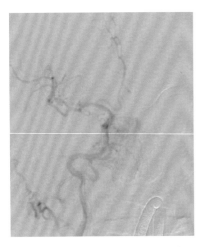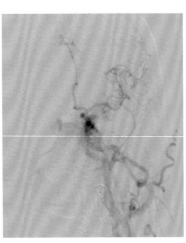

▲ 图 22-1　经静脉入路动脉颈内动脉球囊保护栓塞双侧海绵窦区硬脑膜动静脉瘘（DAVF）

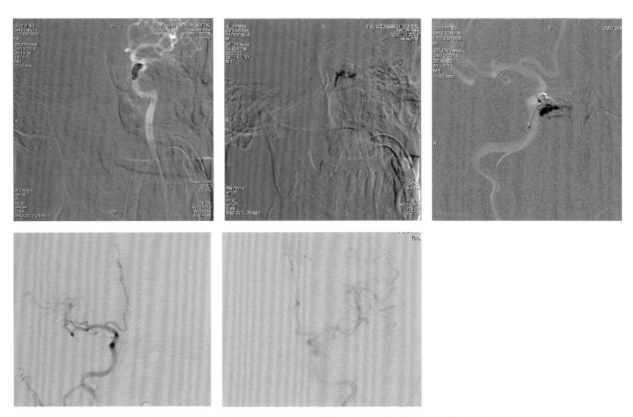

▲ 图 22-1（续）　经静脉入路动脉颈内动脉球囊保护栓塞双侧海绵窦区硬脑膜动静脉瘘（DAVF）

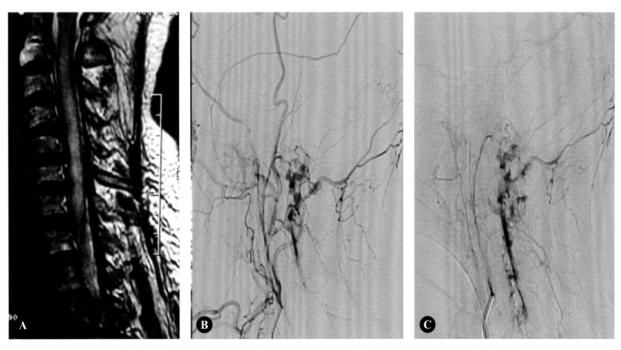

▲ 图 22-2　动脉入路球囊辅助经咽升动脉栓塞枕大孔区硬脑膜动静脉瘘（DAVF）

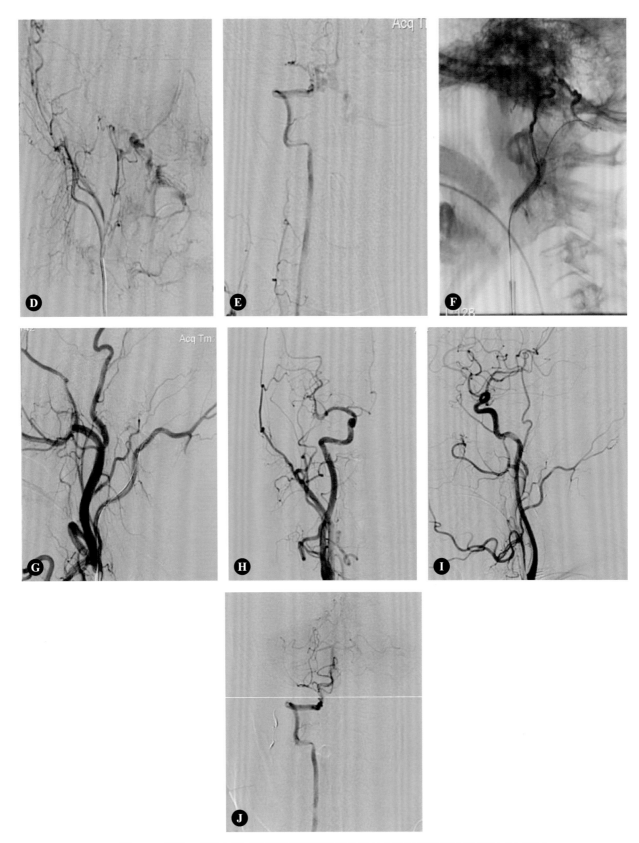

▲ 图 22-2（续） 动脉入路球囊辅助经咽升动脉栓塞枕大孔区硬脑膜动静脉瘘（DAVF）

②硬脑膜动静脉瘘完全由颈内动脉或椎动脉的分支供血，存在危险的颅内、颅外动脉吻合。

③硬脑膜动静脉瘘由供应颅神经的营养动脉供血。

经静脉入路在腹侧颅底部位硬脑膜动静脉瘘特别有用，因为该类 DAVF 涉及穿过腹侧颅底骨孔的颈外动脉（ECA）分支和脑神经的血供，并且存在广泛的颈内-外动脉吻合或颈外动脉-椎动脉吻合。例如，经静脉入路是海绵窦区硬脑膜动静脉瘘的一线治疗方案，因为此类病变有很高的危险吻合的可能性，供血动脉往往细小迂曲，并且可能存在供应颅神经的细小分支。

经静脉途径可通过股静脉、颈内静脉建立，也可通过钻孔、开颅或超声引导下穿刺颅内静脉囊直接穿刺到受影响的静脉窦，同时建立动脉血管通路。推荐采用右侧股静脉通路，同时在左侧股动脉穿刺置鞘，或者同时经右侧股动脉和股静脉建立动静脉通路。在静脉窦/静脉血栓形成的情况下，经静脉入路会非常困难，如穿过同侧闭塞/血栓形成的岩下窦接近海绵窦的瘘口，或者穿过闭塞/血栓形成的乙状窦进入孤立的横窦。在这种情况中，介入医生需要小心处理导管或导丝穿行血栓形成的静脉窦或静脉的风险。通过钻孔或开颅可直接到达远隔的静脉窦或瘘口，如通过卵圆孔穿刺或经眼眶穿刺，可直接到达海绵窦区硬脑膜动静脉瘘的瘘口。杂交手术是这种血管内-手术联合入路的理想选择。

(2) 手术方法：一般在静吸复合（全麻）麻醉下进行手术，经一侧股动脉插管，以备术中造影。同侧或对侧股静脉插管，微导丝携微导管经股静脉上行进入上腔静脉，根据病变位置和特点选择不同入路，如可经面静脉-眼静脉、岩上窦、岩下窦等多种途径进入海绵窦，可经颈内静脉进入乙状窦、横窦、上矢状窦或皮质引流静脉。用一根柔软的微导丝引导微导管超选进入受累的静脉窦，静脉窦内常有多个分隔，术者需要使用微导丝探查瘘口的精确位点，并确认正确的静脉引流点。微导管到位后需经微导管和导引导管同时

造影证实位置满意，一般微导管到达瘘口后推荐先用弹簧圈进行栓塞，单独使用弹簧圈栓塞硬脑膜动静脉瘘的成功闭塞率可达 87%。如果在致密填塞后动静脉瘘仍显影，需等待数分钟再次造影，瘘口可能会逐渐继发血栓形成。使用纤毛弹簧圈可能会有助于血栓形成迅速闭塞瘘口。Onyx 可以在可控的方式下注射闭塞引流静脉和瘘口的近端，从而提高治愈率，因此在临床中越来越受欢迎。单独使用 Onyx 治疗硬脑膜动静脉瘘时可能发生逃逸，并发症发生率较高，Onyx 有时需要与弹簧圈结合，以帮助闭塞受累的静脉窦或静脉球。一些术者更喜欢"双导管技术"，一条近端微导管用于填塞弹簧圈，远端微导管用于在填塞弹簧圈后注射 Onyx。通过弹簧圈与 Onyx 结合后形成塞子推动 Onyx 逆向充填引流静脉近端和瘘口。也有术者采用经静脉球囊辅助 Onyx 栓塞技术。在该技术中，一根微导管和一个顺应性球囊被同时导引并放置在硬脑膜动静脉瘘的远端引流静脉内。球囊充盈后，在球囊近心端注射 Onyx18，慢慢渗入供血动脉，形成 Onyx 铸形，直至瘘口完全闭塞。

经静脉栓塞硬脑膜动静脉瘘术中反复动脉造影评价栓塞效果，如果在手术完成时动静脉瘘仍持续显影，预计会血栓形成闭塞时，应该在较短时间内再次造影复查。在这项技术中，为保留正常的皮质静脉，如 Labbé 静脉，对于预防静脉梗死和脑出血等并发症至关重要。为了避免逆向血栓形成进展堵塞正常的皮质静脉，一些医生建议在牺牲受累横窦后的数日内使用抗凝药物。

经静脉入路的主要并发症包括（特别是在使用导丝或导管前进的过程中）血管穿孔、脑出血和静脉梗死。经静脉入路栓塞 DAVF 后，可改变正常脑的静脉引流并导致颅内压增高，出现头痛加重、意识混乱和神经功能障碍。纵隔穿孔（mediastinal perforation）、心脏栓塞和肺栓塞是其他潜在的并发症。

3.直接穿刺眼静脉和眼静脉切开　海绵窦区硬脑膜动静脉瘘治疗上目前主张采用介入治疗，

因静脉入路介入治疗比经动脉介入治疗有相对较高的临床和解剖治愈率，一般作为首选疗法。经岩下窦是到达海绵窦最短、最直的通路，常作为栓塞海绵窦区硬脑膜动静脉瘘的首选静脉入路。其他静脉入路有面静脉和眼上静脉。部分病例静脉引流方向单纯通向眼上静脉，经岩下窦无法进入瘘口，部分病例面静脉路途显影较差，内眦静脉也很难通过，造成操作时间过长。因为眼上静脉解剖相对恒定，外科显露方便，对入路困难患者可采用手术暴露眼上静脉直接切开或穿刺逆向插管介入栓塞。

在考虑用眼上静脉途径之前，要常规行股动脉穿刺造影。血管造影可以让眼科医生在切开眼眶前了解眼上静脉的走行、管径大小及可及性。一旦确认眼上静脉比较粗大，并且其他途径都无法成功时，可采用以眶上切迹为中心眉下小的弧形切口暴露眼上静脉。眼上静脉暴露由眼科医生和神经外科医生协同在静吸复合（全麻）麻醉下进行，以利多卡因配少量肾上腺素进行皮下注射局部麻醉，可减少出血。以眶上切迹为中心沿眉毛走向切开长约 1.5cm、深约 0.5cm，分离浅筋膜，手术显露时应避免损伤眶上神经、滑车上神经及邻近其他血管；注意解剖层次避免损伤上睑肌；在眶上切迹缘、内眦韧带上方找到额鼻静脉和眼上静脉，眼上静脉位于上斜肌滑车侧方，由两个静脉分支汇合而成，分辨清楚后，用止血弯钳分离出眼上静脉，用橡皮条环绕眼上静脉以备牵开。在眶内游离出 10～15mm 长的眼上静脉，在靠后方放置第二根橡皮条，并用一根 4-0 丝线松松地绕眼上静脉打个结。在靠前方位置绕眼上静脉再打两个结，一个用来做紧急结扎，一个在放置导管后用于固定导管。解剖和分离出眼上静脉后，眼科医生轻轻地向前牵拉靠前方的橡皮条，使眼上静脉位置保持稳定并被拉直。辨明眼上静脉，剪开下壁后将 18G 穿刺鞘置入眼静脉内，置入鞘后（静脉流出动脉血得以确认），将前面绕眼上静脉打结的丝线缝于眉间皮肤，用以固定眼上静脉；或者用 18G 穿刺针透壁穿刺眼上静脉，然后拔出针芯，缓慢回撤穿刺针鞘，有鲜红色的动脉血喷出时即可确认位于眼上静脉内。用 0.035 英寸（0.0889cm）短导丝进入穿刺针鞘内，顺着眼上静脉进入海绵窦，侧位 X 线片上透视证实后，将穿刺针鞘推进置入眼静脉内，用丝线将穿刺鞘固定于皮下防止脱出。Y 阀与穿刺鞘尾端相连，将其接用含肝素的生理盐水持续灌注。路图下，微导丝导引微导管，进入海绵窦瘘口内，然后填塞微弹簧圈，必要时结合 Onyx 栓塞，栓塞过程中动脉造影了解瘘口填塞情况。栓塞结束后，可拆掉眉间皮肤的缝线，拉直预先打在眼上静脉靠后方的线结，然后拔出导管。前方的丝线同样打结结扎。因为由 CCF 造成的长期慢性眶内静脉回流不畅可导致其他面部及眶内静脉充血，所以要警惕术后出血问题。要仔细检查眼眶，确认没有活动性出血。一般瘘口栓塞后眼上静脉压力显著下降，术后不会出现严重出血。用可吸收线缝合皮肤切口，不需要缝合其他组织。

眶上内侧缘切开经眼上静脉入路介入栓塞是海绵窦区硬脑膜动静脉瘘治疗安全有效的方法。尤其是当岩下窦造影显影不良或岩下窦通过困难时，经眼上静脉是一个很好的介入栓塞海绵窦区 DAVF 的途径。

（李志清）

第四篇　脑缺血性疾病血管内治疗技术

第23章　支架联合抽吸取栓技术

支架取栓联合抽吸技术是指在急诊支架取栓术中联合应用中间/抽吸导管的一种技术方法，其优点在于：①可在靠近血栓的近端局部提供额外的血栓抽吸作用，以增加取栓效力；②使得支架取栓装置在血管内移行距离缩短，减少取栓支架对于血管的损伤；③中间/抽吸导管可跨越过血栓近端的重要血管分支，避免产生新血管流域栓塞事件；④取栓支架与中间/抽吸导管可相互作用，对血栓局部产生卡压，可提高取栓成功率。既往文献资料显示，在支架取栓术中联合应用中间/抽吸导管，可提高血管再通率，减少远端栓塞事件及异位栓塞事件发生，提高手术效率。

随着材料不断改进，新型中间/抽吸导管的总体性能不断进步，体现在通过性能增强，可以更顺畅通过迂曲的颅内动脉，同时导管内腔直径不断增大，提高了局部抽吸的流速和抽吸效能。在选择应用中间/抽吸导管时，需要平衡导管通过性和更大内腔的关系，尽量选择大内腔的导管类型，同时需要兼顾其导管外径是否可通过手术所用的通路导管。

中间/抽吸导管联合支架取栓是目前临床上最为常用的技术方法。在此基础上，还可以根据需要选择近端球囊导引导管等血流控制技术，并由此延伸出各种不同技术方法，包括了 Solumbra、SAVE、CAPTIVE、ARTS、BADDASS 等。

一、典型病例

患者女性，74岁。

主诉：突发右侧肢体无力、言语不能5h余。

既往史：高血压病史20年，平素口服硝苯地平片，控制可；心房颤动10年，曾间断服用华法林，近2年自行停药。2015年因"急性基底动脉闭塞"行机械取栓术后，术后遗留右侧肢体轻偏瘫，平时复杂活动有所困难，基本生活能够自理，mRS 2分；否认糖尿病病史，否认肝炎、结核等传染病史，否认外伤输血史；否认食物过敏及家族史。

体格检查：嗜睡状态，完全性运动性失语，双侧瞳孔等大等圆，对光反射灵敏，双眼向左侧不全凝视，双侧额纹对称，右侧鼻唇沟浅，口角左歪，左侧肢体可见自主活动，右侧肢体肌力0级，右侧Babinski征阳性。NIHSS评分：22分，GCS：10分，洼田饮水试验：5分。

辅助检查：心电图提示心房颤动。多模式CT检查提示左侧基底节区稍低密度影，右侧小脑半球软化灶，左侧颈内动脉颅内段闭塞，左侧颈内动脉供血区缺血低灌注，RAPID示CBF<30% 7ml，T_{max}>6s 191ml，Mismatch 184ml，ASPECTS 7分。

治疗方案：急诊在全麻下行左侧颈内动脉末端闭塞机械取栓术。

手术材料：90cm 6F NeuronMax长鞘、125cm 6F 璞慧抽吸导管、Trevo pro18微导管、0.014英

寸 Asahi 微导丝、Solitaire FR 4.0mm×20mm 支架。

手术过程： 应用 6F NeuronMax 长鞘到位于左侧颈内动脉颈段作为近端支撑，6F 璞慧抽吸导管超选到颈内动脉海绵窦水平段；路图下 Asahi 微导丝引导 Trevo pro18 微导管超选至闭塞段远端，微导管造影确认真腔及闭塞远端位置；微导管内送入 Solitaire FR 4.0mm×20mm 取栓支架，到位后回撤微导管缓慢释放支架，造影确认支架打开良好及血栓主体位于有效段；静置 3min，将 NeuronMax 置于至岩骨段，璞慧抽吸导管连接并打开负压抽吸装置，在支架锚定情况下，抽吸导管前推至闭塞段近端与血栓充分接触；支架与微导管回撤时有明显阻力，抽吸导管和导引导管在持续负压状态下，将取栓支架、微导管、抽吸导

管作为整体缓慢撤到体外，取出较大负荷红色血栓。近端造影提示闭塞血管实现再通，未及远端分支血管闭塞，eTICI 达到 3 级再通（图 23-1）。

二、技术要点

选择适宜长度和直径的取栓支架和抽吸导管，可根据微导管造影的造影剂反流确认闭塞远端，判断整个闭塞段长度，同时通过测量管腔直径选择合适取栓支架，并尽可能选择大口径、通过性良好的抽吸导管或中间导管。

抽吸导管顺利接触血栓是该技术能否成功运用的关键，通常在解剖条件适宜时可将中间/抽吸导管沿微导丝、微导管超选到位。如遇超选困难，或者遇到导管在眼动脉段"平台"效应明显

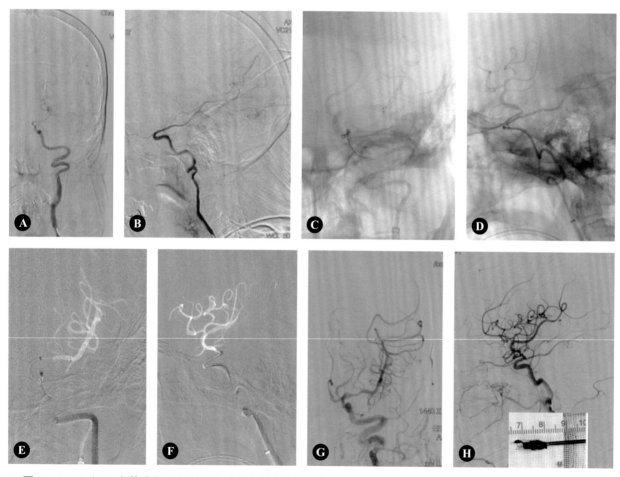

▲ 图 23-1　A 和 B. 术前造影示左侧颈内动脉末端闭塞；C 和 D. Solitaire FR 4.0mm×20mm 取栓支架放置位置及打开形态后；E 和 F. 6F 璞慧抽吸导管接触血栓；G 和 H. 术后即刻造影示血管再通；H. 取出血栓及与支架、抽吸导管的关系

时，可考虑的方法包括更换更大直径的微导管、中间／抽吸导管塑形（视不同导管性能）及支架锚定技术。本病例近端血管严重迂曲，特别是虹吸弯，呈"V"字形，抽吸导管通过困难，在取栓支架锚定情况下，利用其反向作用力，使导管成功到位。

抽吸导管到位后，回拉支架过程中，如遇阻力则表明血栓卡住抽吸导管头端，可将支架与抽吸导管作为整体撤出，在血管扭曲段，回撤尽量慢，避免血栓脱落；如支架回收导管内较顺畅时，可将支架快速撤出，而抽吸导管留在闭塞处继续持续抽吸。注意，当导管与支架整体回撤时，需要同时在通路导管中保持负压，以避免血栓进入通路导管口时发生切割、逃逸。

（沈红健　张永巍）

参考文献

[1] Lapergue B, Blanc R, Costalat V, et al. Effect of Thrombectomy With Combined Contact Aspiration and Stent Retriever vs Stent Retriever Alone on Revascularization in Patients With Acute Ischemic Stroke and Large Vessel Occlusion: The ASTER2 Randomized Clinical Trial [J]. JAMA, 2021, 326(12):1158-1169.

[2] 邢鹏飞, 张永巍, 杨鹏飞, 等 . Solumbra 技术在急性大脑中动脉闭塞机械取栓中的应用 [J]. 中华神经科杂志, 2017, 50(3): 184-189.

第 24 章　抽吸取栓 ADAPT 技术

ADAPT 技术，英文全称为 A direct aspiration first pass technique，是使用直接抽吸作为首次机械取栓的方法，治疗急性颅内大血管闭塞。2013 年，由 Aquilla S Turk 等最早报道[1]。该技术的本质是将大口径抽吸导管置于到血栓处，然后将血栓负压抽吸至体外。得益于大口径抽吸导管的发展，目前 ADAPT 技术已经从 1.0 时代迈向了 2.0 时代。随着 COMPASS 和 ASTER 两项随机对照研究证明了 ADAPT 技术与首选支架取栓相比，具有相似成功再通率和 90 天良好预后率，因此 2019 年 AHA/ASA 脑卒中指南对 ADAPT 技术给予了 I 级推荐 B-R 级证据[2]。

一、适应证

①脑卒中前 mRS 评分 0～1 分；②缺血性脑卒中由颈内动脉或大脑中动脉 M_1 段闭塞引起；③年龄≥18 岁；④NIHSS≥6 分；⑤ASPECTS≥6 分；⑥发病 6h 内可以开始治疗（完成动脉穿刺）。

二、病例分析

患者男性，66 岁。

主诉：言语不清伴左侧肢体无力 4.5h。

既往史：有高血压、心房颤动、冠心病、脑梗死病史。

体格检查：镇静状态，构音障碍。双侧瞳孔等大正圆，直径 3mm，对光反射灵敏。双眼向右凝视，双侧额纹对称，左侧鼻唇沟稍浅，伸舌查体不配合，左侧上肢肌力 0 级，左下肢肌力 I 级，右侧肢体肌力 V⁻ 级，肌张力正常，四肢腱反射对称，左侧 Babinski 征阳性，脑膜刺激征（–），

余查体欠配合。NIHSS 评分（12 分，其中凝视项为 2 分、面瘫项为 1 分、右侧上肢运动为 4 分、右侧下肢运动为 3 分，构音障碍项为 2 分）。

治疗方案：结合患者术前 CT，ASPECTS：8 分，CTA 诊断为右侧大脑中动脉 M_1 段急性闭塞，CBF 梗死体积 77ml，T_{max}＞6s 低灌注区域 273ml。符合急诊机械取栓手术适应证，向家属交代病情，全麻下行右侧大脑中动脉急诊机械取栓术。

手术材料：8F 短鞘、6F 90cm 长鞘、6F 115cm 抽吸导管、泥鳅导丝。

手术过程：造影显示右侧大脑中动脉 M_1 段闭塞（图 24-1A 和 B），6F 115cm 的抽吸导管置于血栓近端，用 50ml 注射器进行负压抽吸，边抽吸边根据负压反馈情况，推进抽吸导管到达 M_1 段末端（图 24-1C），持续抽吸 30s 后，注射器可见抽吸出血栓（图 24-1F），血管成功再通，eTICI 2b（图 24-1D 和 E）。穿刺到开通时间仅为 10min。

术后随访：术后 24h 颅脑 CT：未见出血，CTA：右侧大脑中动脉通畅，mAOL 3 级，90 天 mRS 2 分。

三、技术要点

ADAPT 技术具有手术时间短、对血管损伤小、减少血栓逃逸、操作简单易于学习等优点，但如何将 ADAPT 优点发挥出来，有 3 个方面还需要注意。

①通路的建立：稳定的通路在抽吸过程中发挥了重要作用。通常使用长鞘，导引导管或球囊

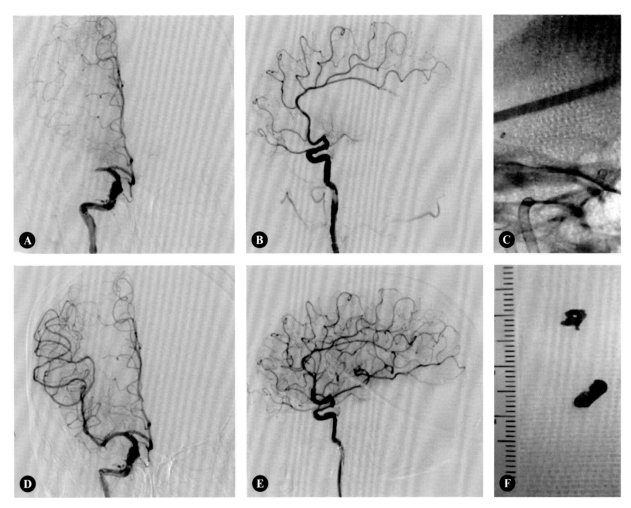

▲ 图 24-1　A 和 B. 造影示右侧大脑中动脉 M_1 段闭塞；C. 将抽吸导管送至 M_1 段末端；D 和 E. 术后造影示 eTICI 2b；F. 经抽吸取出的血栓

导引导管都能够提供很好的支撑，但要注意长度的选择及放置位置，抽吸导管应有足够的长度到达病变部位。

②导管的到位：近端长鞘或导引导管高位支撑有利于抽吸导管或中间导管的到位。此外，同轴技术尤其是无缝同轴，能有效减少抽吸导管通过虹吸段血管时的台阶效应，球囊穿梭技术，锚定技术有利于导管到位。

③抽吸操作：抽吸导管与血栓形成有效的接触，抽吸导管与靶血管成角较为平直时抽吸效率更高，有利于发挥抽吸的作用。对于质地较软的血栓可采用持续的负压抽吸，而对于质地较硬的血栓可采用快速且强抽吸力的负压抽吸，使栓子快速嵌入导管内。抽吸有阻力时可以考虑负压下逐渐回撤导管，缓慢回收，避免栓子碎裂逃逸。抽吸过程出现持续负压时，应保持负压拉出体外，并且在导引导管或长鞘中进行负压抽吸。

（霍晓川）

参考文献

[1] Turk AS, Spiotta A, Frei D, et al. Initial clinical experience with the ADAPT technique: a direct aspiration first pass technique for stroke thrombectomy [J]. J Neurointerv Surg, 2014, 6(3):231-237.

[2] Powers WJ, Rabinstein AA, Ackerson T, et al. Guidelines for the Early Management of Patients With Acute Ischemic Stroke: 2019 Update to the 2018 Guidelines for the Early Management of Acute Ischemic Stroke: A Guideline for Healthcare Professionals From the American Heart Association/American Stroke Association [J]. Stroke, 2019, 50(12):e344-e418.

第 25 章　近端球囊保护技术

近端球囊保护技术是指取栓过程中使用球囊导管（balloon guide catheter，BGC）对近端血流进行控制，减少栓子逃逸的一种技术方法。基于使用不同品牌球囊导管及配套取栓装置不同，衍生出 Trap、baddass 及 BASIS 等取栓技术。

一、适应证

前循环急性大血管闭塞所致缺血性脑卒中患者，少部分后循环缺血性脑卒中患者。

二、禁忌证

血管路径迂曲（尤其是颈动脉严重迂曲）、颈总动脉或颈内动脉夹层、球囊导管头端无合适着陆空间患者。

由于材料的限制，球囊导管在最近几年才开始在国内应用。最初进入临床的是 Merci，其应用需要 9F 的鞘通过，且管体较硬，需要较高的血管条件才能将其输送到位，一定程度上限制了其应用。其第二代产品 Flowgate 2 有较大的改进，在保持相当的内径下外径变小，可以通过 8F 的短鞘，方便临床使用。同时管体输送到位能力有所提升，拓宽了应用场景。后续国内也有若干款球囊导管产品上市。丰富的球囊导管产品推广了近端球囊保护技术，由于其具备近端血流阻断兼顾较常规导引导管有更好的近端支撑作用，其在有效减少栓塞事件同时提高了"一把通"及良好预后比例。

国际上，球囊导管问世了近 20 年，第一代取栓产品 Merci 配套产品即为球囊导管。2000 年有学者将初代的球囊导管，即近端阻断导管（proximal occlusion catheter，POC），在颈动脉支架手术动物模型上进行了体外实验，发现单纯阻断颈总动脉血流而颈外动脉可以向颈内动脉供血时，近端阻断导管的并不能有效减少远端栓塞，但在阻断血流同时进行负压抽吸，可显著减少栓塞的发生。球囊导管的前身近端阻断导管由导尿管进化而来。

三、病例分析

患者女性，63 岁。

主诉：突发左侧肢体无力伴言语不清 4h。

既往史：心房颤动病史 2 年。

体格检查：意识嗜睡，混合性失语，双眼右侧凝视。右上肢肌力 Ⅱ 级，右下肢 Ⅰ 级，左侧肢体肌力 Ⅴ 级。右侧 Babinski 征阳性，左侧阴性。NIHSS 评分 19 分。

治疗方案：阿替普酶静脉溶栓后桥接血管内治疗。

手术材料：Flowgate 2 球囊导管（Stryker）、React 68 远端通路导管（Metronic）、Avgio 微导丝（Metronic）、Rebar 18 微导管（Metronic）等。

手术过程：球囊导管送入左侧颈内动脉 C_1 段末端，通过微导管及微导管将远端通路导管送入左侧颈内动脉末端。充盈球囊导管，通过两具 50ml 注射器连接远端通路导管对血栓进行负压抽吸。第一次取栓后造影发现血栓部分清除，但仍有残余在大脑中 M₁ 段末端。进行第二次取栓，步骤基本同前。第二次抽吸取栓后，血栓完全清除，mTICI 3 级（图 25-1）。

术后随访：3 个月电话随访 mRS 评分 3 分。

四、技术要点

同轴交换送入球囊导管至颈内动脉，在安全前提下球囊导管尽可能送高可提供更稳定支撑，以提高中间导管 / 抽吸导管靶血管到位率。

通路产品到位过程中球囊导管不需充盈，在进行血栓抽吸或取栓支架释放回收过程中球囊充盈，支架 / 抽吸导管取出体外且球囊导管尾端回流通畅后泄球囊。

通过 2ml 小注射器可轻易对球囊导管进行充盈，泄球囊过程稍久。

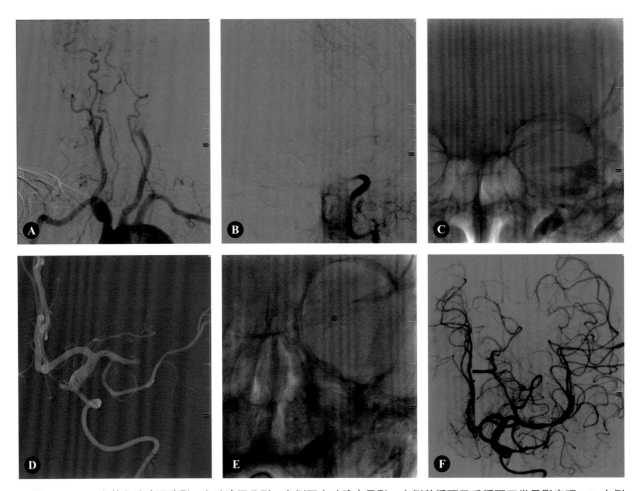

▲ 图 25-1　A. 术前主动脉弓造影，主动脉弓 Ⅱ 型，左侧颈内动脉未显影，右侧前循环及后循环正常显影表现；B. 左侧颈内动脉超选造影，颈动脉末端闭塞，具体残端显示不清；C. 球囊导管 Flowgate 2 位于颈内动脉末端球囊充盈近端阻断血流，React 68 抵达左侧颈内动脉末端，可见大脑前及大脑中起始部血栓影（T 分叉）；D. 第一次抽吸取栓后，左侧大脑前动脉血栓清除，左侧大脑中动脉血栓未清除完全，M₁ 段末端仍闭塞；E. 球囊导管充盈下，进行第二次血栓抽吸；F. 第二次血栓抽吸后，血栓完全清除，血流 mTICI 分级 3 级

（袁正洲）

参考文献

[1] Kammerer S, du Mesnil de Rochemont R, Wagner M, et al. Efficacy of Mechanical Thrombectomy Using Stent Retriever and Balloon-Guiding Catheter [J]. Cardiovasc inter rad, 2018, 5:699-705.

[2] Ohki T, Parodi J, Veith FJ, et al. Efficacy of a proximal occlusion catheter with reversal of flow in the prevention of embolic events during carotid artery stenting: an experimental analysis [J]. J vasc surg, 2001, 3:504-509.

[3] Gralla J, Schroth G, Remonda L, et al. Mechanical thrombectomy for acute ischemic stroke: thrombus-device interaction, efficiency, and complications in vivo [J]. Stroke, 2006, 12:3019-3024.

第26章 远端取栓支架保护近端球囊扩张技术

远端取栓支架保护近端球囊扩张（Balloon AngioplaSty with the dIstal protection of Stent Retriever，BASIS）技术，当处理颅内动脉粥样硬化性狭窄（intracranial atherosclerosis，ICAS），取栓支架释放于闭塞部位后支架微导管退出，然后取栓支架导丝送入颅内球囊至狭窄部位进行扩张，跟近中间导管进行取栓，随后微导管带取栓支架送至病变远端释放后退中间导管观察病变及血流情况[1]（图26-1）。

一、适应证

ICAS合并远端高负荷血栓。

二、典型病例

患者男性，72岁。

代诉： 发现意识不清3h余，末次正常到发现15h。

既往史： 有高血压病史。

体格检查：（动脉瘤患者含H&H评分，取栓病例含NIHSS评分）血压165/101mmHg。NIHSS评分32分。神志呈浅昏迷，双眼球无凝视，四肢肌力检查不配合，疼痛刺激四肢可见轻微收缩，双侧Babinski征阳性。

影像检查： 术前头颅CT：未见出血灶及梗死灶，基底动脉致密征（图26-2A）。多时相CTA提示基底动脉闭塞，远端可见高负荷血，右侧椎动脉开口中度狭窄，左侧椎动脉开口无明显病变。CTP示：核心梗死（CBF＜30%）区3ml，缺血半暗带区115ml，不匹配比率39.2。

手术方案： ①闭塞部位：基底动脉；②闭塞

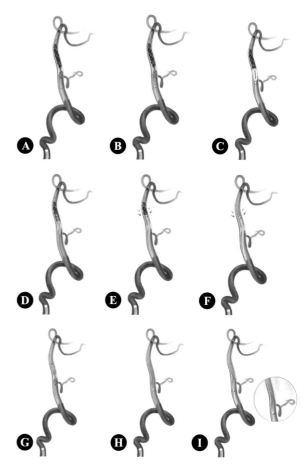

▲ 图26-1 **A.** 基底动脉狭窄性闭塞合并远端高负荷血栓，取栓支架释放；**B.** 退出微导管；**C.** 球囊沿取栓支架导丝送至狭窄部位并部分回收取栓支架，然后进行扩张；**D.** 球囊扩张后中间导管越过近端狭窄段；**E.** 负压下撤出取栓支架；**F.** 继续抽吸以至回血；**G.** 微导管内套取栓支架送至中间导管前端后释放；**H.** 负压下将中间导管后撤至近端进行造影；**I.** 若狭窄程度能接受，回收支架，若存在严重狭窄，予自膨式支架植入

性质：狭窄性闭塞合并远端血栓。

手术材料： 8F导引导管，内径0.091inch（2.3114mm），长度90cm；6F Catalyst中间导

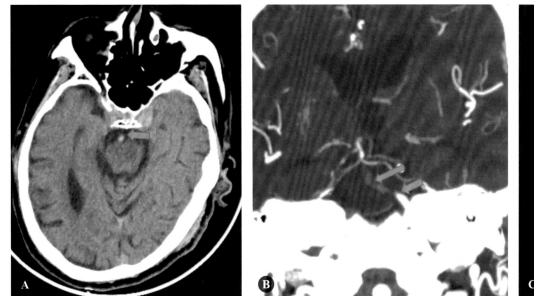
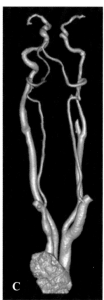

▲ 图 26-2　A. 基底动脉尖致密征（粗箭）；B. 左侧椎动脉颅内段重度狭窄，呈笔杆状（粗短箭），远端可见高负荷血栓（粗长箭）；C. 示右侧椎动脉开口中度狭窄，左侧椎动脉开口无狭窄

管，内径 0.060inch（1.524mm），长度 132cm；Syphonet 4～30mm 取栓支架；Synchro 微导丝，直径 0.014inch（0.3556mm），长度 2m；Rebar 18 微导管，内径 0.021inch（0.5334mm），长度 153cm；Maverick 球囊 2.5～15mm。

　　手术过程（图 26-3）：①全脑血管造影示右侧后交通未开放，左侧胚胎后动脉，基底动脉近端闭塞，残端呈"笔杆"征，闭塞远端可见高负荷血栓。②8F 导引导管在 4F 多功能导引导管辅助下从左侧椎动脉入路，中间导管送至左侧椎动

脉 V₄ 段，中间导管内衬 V18 以增加支撑力，微导管在微导丝辅助下送至右侧大脑后动脉，退出微导丝沿微导管送入 Syphonet 取栓支架精准定位后释放，复查造影示基底动脉近端重度狭窄，远端血管显影淡，予替罗非班 0.625mg 静脉负荷量静推后 0.35mg 持续静脉泵入。③退出微导管，沿取栓支架导丝送入 Maverick 球囊至狭窄部位缓慢扩张，退出球囊，复查造影示基底动脉近端狭窄明显改善，狭窄远端可见高负荷血栓，利用支架锚定作用将中间导管越过近端

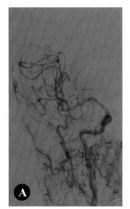
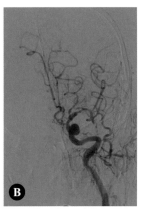
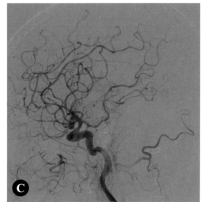
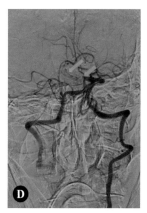

▲ 图 26-3　A. 右侧颈内动脉未见后交通开放；B 和 C. 左侧颈内动脉发出胚胎后动脉；D. 左侧椎动脉造影示基底动脉近端闭塞，呈笔杆状（粗短箭），远端高负荷血栓（粗长箭）

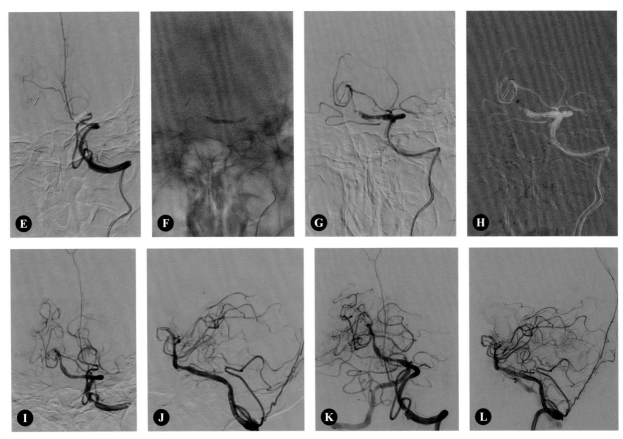

▲ 图 26-3（续）　E. 支架释放后可见近端一重度狭窄（粗箭），远端血管充盈不佳；F. 球囊沿取栓支架导丝至狭窄段扩张；G. 扩张后造影示近端狭窄解决，远端一重度狭窄；H. 将中间导管越过远端病变后在负压下撤出取栓支架；I 和 J. 微导管内带取栓支架沿中间导管送至基底动脉末端并释放，随后将中间导管撤至左侧椎动脉 V_3 段，造影示基底动脉近段中度狭窄未见明显血栓影，远端血流通畅，各分支血管显影佳；K 和 L. 最后复查造影示左侧椎动脉颅内段狭窄无明显回缩，基底动脉及其分支血流通畅，eTICI 分级 3 级

狭窄段，在负压下撤出取栓支架，取出一长条状暗红色血栓，大小为 0.3cm×3cm。④微导管内带取栓支架沿中间导管送至基底动脉末端并释放，随后将中间导管撤至左侧椎动脉 V_3 段，造影示基底动脉近端狭窄未见明显血栓影，远端血流通畅，各分支血管显影佳，原位回收支架，将微导丝送至基底动脉远端，将微导管退回近端，观察 15min 后，期间多次复查造影，无明显变化，撤出微导管及微导丝，最后复查造影示左侧椎动脉颅内段狭窄无明显回缩，基底动脉及其分支血流通畅，eTICI 分级 3 级，00:05 穿刺成功，01:14 成功再通，行 DynaCT 示未见明显高密度灶。

术后管理及转归：术后收缩压控制在

140mmHg 以下。静脉抗血小板聚集替罗非班应用。

术后 16h 头颅 CT 提示双侧小脑半球散在梗死，双侧脑桥梗死后出血。术后头颅 CTA 和 MRA 提示基底动脉通畅，右侧大脑后动脉显影佳，双侧小脑、脑桥梗死伴 H_2 出血性转化（图 26-4）。

出院查体：NIHSS 评分 25 分，mRS 5 分，神志清楚、构音障碍、疼痛刺激四肢可见平移。

三、技术要点

急性 ICAS 在亚洲并不见，目前并无此类病变的理想血管内治疗方案，特别是近端重度狭窄性闭塞远端高负荷血栓，处理这类病变有几个困

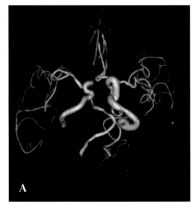 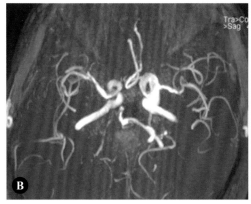 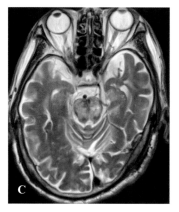

▲ 图 26-4　A 和 B. 基底动脉近端狭窄，远端血管通畅，左侧胚胎后动脉；C. 双侧脑桥急性脑梗死

境，若先进行支架取栓，因近端重度狭窄，远端的血栓不易取栓，若反复进行支架取栓，可能造成病变部位夹层；若先进行球囊扩张，因恢复血流，位于远端的血栓可能会向前异位至远端。而 BASIS 技术就会解决这些困境，球囊扩张是在取栓支架保护下进行，可以防止球囊扩张后远端血栓异位，同时可以保证中间导管通过病变有利于远端血栓取出。BASIS 技术有个优点，因球囊扩张与取栓基本是同时，因此可以节约时间，同时也可以减少手术引起的并发症[2, 3]。

当然，BASIS 技术还可以用于慢性血管闭塞再通，可于路径迂曲的急慢性颅内血管闭塞开通，因球囊是沿着取栓支架导丝穿行，因取栓支架的锚定作用，可最大化保证球囊的到位率，同时也因支架的稳定，防止出现类似微导丝前窜引起的血管穿孔事件[2]。同时 BASIS 技术对于器械的适配性有较高的要求，其根本就是球囊的内腔能容纳取栓支架导丝及取栓支架，目前大部分的颅内球囊的内腔大部分 0.0165inch（0.4191mm）或 0.017inch（0.4318mm）[4]，它所能容纳的导丝直径最大不能超过 0.015inch（0.381mm），目前市面符合这类要求的支架有加齐的取栓支架 Syphonet 系列，史赛克的 Trevo 3mm×20mm 的支架[5]。

（易婷玉　陈文伙）

参考文献

[1] Yi T, Wu Y, Lin D, et al. Application of Balloon AngioplaSty with the dIstal protection of Stent Retriever (BASIS) technique for acute intracranial artery atherosclerosis-related occlusion[J]. Frontiers in Neurology, 2022,13.

[2] Yi T, Chen W, Wu Y, et al. Intra-Arterial Injection of Thrombin as Rescue Therapy of Vessel Perforation during Mechanical Thrombectomy for Acute Ischemic Stroke [J]. Brain Sci, 2022, 12: 760.

[3] Alexander MJ, Zauner A, Chaloupka JC, et al. WEAVE Trial. Stroke, 2019, 50: 889-894.

[4] Takayanagi A, Cheng PK, Feng L. A Novel Technique for Stenting of Intracranial Stenosis Using the Neuroform Atlas Stent and Gateway Balloon Catheter [J]. Interv. Neuroradiol, 2021, 27: 770-773.

[5] Kühn AL, Wakhloo AK, Lozano JD, et al. Two-Year Single-Center Experience with the "Baby Trevo" Stent Retriever for Mechanical Thrombectomy in Acute Ischemic Stroke [J]. J. Neurointerv. Surg, 2017, 9: 541-546.

第27章　球囊导引导管持续充盈下的反复近端支架取栓技术

球囊导引导管持续充盈下的反复近端支架取栓（Repeat Thrombectomy with a Retrieval Stent with Continuous Proximal Flow Arrest by Balloon Guide Catheter，RTRS）技术，急诊取栓过程中，采用球囊导引导管，当大负荷血无法完全被取栓支架带进球囊导引导管，部分血栓滞留在导管口从而引起球囊导引导管堵管时，可保持球囊导引导管持续充盈，快速将微导管内带取栓支架这个复合体送到球囊导引导管头端后释放取栓支架，然后负压下撤出取栓支架，如此反复操作直到球囊导引导管回血通畅（图27-1）。

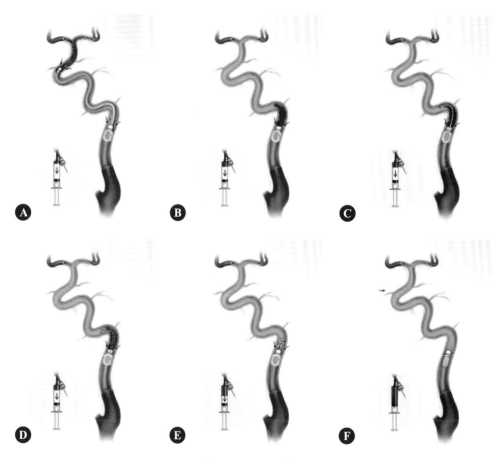

▲ 图 27-1　RTRS 技术
A. 颈内动脉颅内段闭塞并累及大脑前、中动脉，采用 BGC、中间导管及取栓支架，取栓支架释放于大脑中动脉，充盈 BGC，在负压下撤离中间导管及取栓支架；B. BGC 被血栓堵住，负压回血不通畅；C. BGC 保持持续充盈，微导管带着取栓支架直接送至 BGC 管头不远处释放取栓支架；D. 释放取栓支架，释放后无需等待，直接负压下撤离取栓支架；E. 如此反复循环操作步骤 C 和 D，直到 BGC 回血通畅，若冒烟颅内动脉复通；F. 泄球囊进行正侧位造影以了解 eTICI 分级

一、适应证

前循环大负荷血栓，如颈内动脉颅内段栓塞。

二、病例分析

患者女性，85岁。

主诉：突发意识不清5h余。

既往史：有高血压病史。

体格检查：血压98/60mmHg。NIHSS评分23分。神志昏睡，言语不能，左侧中枢性面瘫，双眼球向右侧凝视，疼痛刺激左侧肢体未见活动，右侧肢体可见活动。

辅助检查：心电图提示"心房颤动"。术前头颅CT：右侧额顶颞叶脑实质片状密度减低，ASPECT 2分。多时相CTA提示右侧颈内动脉起始段闭塞，假性闭塞可能，大脑前动脉及大脑中动脉起始段血栓负荷量不大，双侧大脑前动脉由右侧颈内动脉供应，左侧大脑前动脉A_1段缺如（图27-2）。CTP示：核心梗死（CBF<30%）区200ml，缺血半暗带区192ml，不匹配比率2.0。

治疗方案：闭塞部位：右侧颈内动脉颅内段闭塞。闭塞性质：栓塞、起病急、病情重、有房颤病史，CTA提示右侧颈内动脉起始段闭塞。

手术材料：8F球囊导引导管Flowgate 2（Balloon Guide Catheter，BGC）内径0.084inch（2.1336mm），长度95cm；Solitaire 6mm×30mm取栓支架；Synchro微导丝，直径0.014inch（0.3556mm），长度2m；Rebar 18微导管，内径0.021inch（0.5334mm），长度153cm。

手术过程：BGC到位，冒烟提示右侧颈内动脉C_1中段以远闭塞（图27-3A），微导管微导丝至大脑中动脉主干，Solitaire 6mm×30mm取栓支架释放于大脑中动脉主干，造影提示右侧颈内动脉中段、海绵窦段、大脑中、前动脉血栓，血

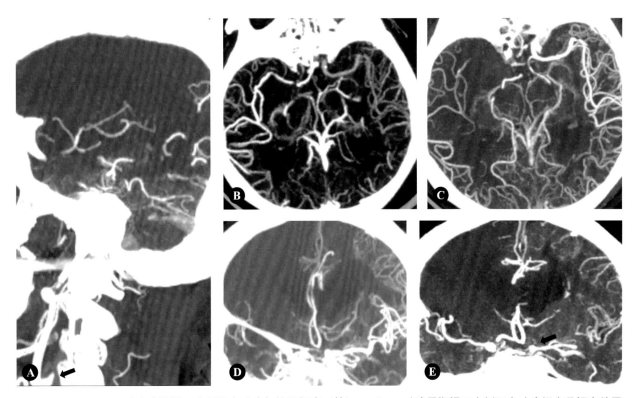

▲ 图27-2 **A.** CTA动脉晚期提示右侧颈内动脉起始段闭塞（箭）；**B**和**D.**动脉早期提示右侧颈内动脉颅内段闭塞并累及大脑中动脉，双侧大脑前动脉A_1段缺如；**C**和**E.**静脉晚期提示右侧大脑中动脉及前动脉血栓负荷量不大，左侧大脑前动脉A_1段缺如（箭）

栓负荷量大，大脑前 A_1 段血栓负荷量不大（图 27-3B）。5min 后在 V18 辅助下，将 BGC 送至 C_1 末段，充盈 BGC（图 27-3C，箭），予撤出支架、微导管，此过程中用 50ml 注射器保持负压抽吸血液，支架及注射器内取出数个栓子，大小为 0.5cm×0.5cm，8F BGC 无回血，保持 BGC 持续充盈，微导管内带 Solitaire 6mm×30mm 支架直接送至 8F BGC 管口后释放取栓支架（图 27-3D）。保持负压下后撤微导管及取栓支架，10min 内反复进行上述操作 5 次，每次均可取出量少的栓子；但 8F 球囊导管仍回血不畅，目前存在的问题可能是患者血管迂曲，BGC 管口有可能被管壁堵住，或颈内动脉颅内段的血栓未被清除干净。此时需要冒烟方能知道情况，但倘若是后者，如果此时直接冒烟那么血栓有可能出现异位，因此为防止此情况出现，故将 Solitaire 6mm×30mm 支架半释放于右侧颈内动脉末端，

冒烟可见右侧颈内动脉海绵窦段以远仍闭塞（图 27-3E），5min 后在 V18 辅助下，再次将 BGC 送至 C_1 末段，充盈 BGC，予撤出支架、微导管（图 27-3F），此过程中用 50ml 注射器保持负压抽吸血液，支架及注射器内取出数个栓子，但 BGC 再次出现不回血，保持 BGC 持续充盈，微导管内带 Solitaire 6mm×30mm 支架送至 8F BGC 管口后释放取栓支架，在保持负压下后撤微导管及取栓支架（图 27-3G），进行上述操作 2 次，每次均可取出量多的栓子，2 次取栓后 8F 球囊导管回血通畅（图 27-3H），最后造影提示脑梗死静脉溶栓扩展等级系统（Extended Thrombolysis In Cerebral Infarction，eTICI）分级 3 级（图 27-3I 和 J），18:40 穿刺成功，19:19 成功再通。

术后管理：术后收缩压控制在 130mmHg 以下。白蛋白脱水降颅压。抬高床头 30°。乙拉西坦预防抗癫痫。术后 48h 头颅 CT：右侧大脑半

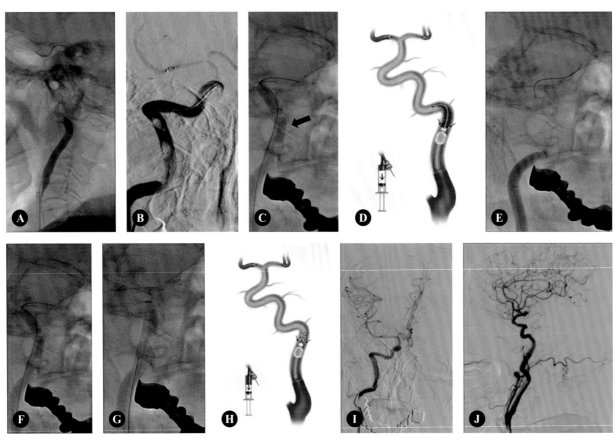

▲ 图 27-3　手术过程

球大面积脑梗死伴 H_2 出血性转化。术后头颅MR提示右侧大脑半球大面积脑梗死伴出血性转化。

出院查体： NIHSS 评分 14 分，神志清楚，左上肢肌力Ⅰ级，左下肢肌力Ⅱ⁺级。3 个月 mRS 4 分。

三、技术要点

急性颈内动脉颅内段闭塞性脑梗死，包括颈内动脉 T 字部、L 部栓塞，因血栓负荷量大、代偿差，从而导致临床预后差，死亡率可高达 51%，致残率达 72%。如果提高一次再通成功率，缩短穿刺至再通时间，减少远端异位，可能会改善此类患者的临床预后。BGC 可以阻断前向血流，从而提高取栓效率。但因 BGC 内腔小，在处理大负荷血栓时，BGC 易被血栓堵住，在面临这种情况下，可以采用 RTRS 技术。

（易婷玉　陈文伙）

参考文献

[1] Liebeskind DS, Flint AC, Budzik RF, et al. MERCI and Multi-MERCI Investigators Carotid I's, L's and T's: Collaterals Shape the Outcome of Intracranial Carotid Occlusion in Acute Ischemic Stroke [J]. J. Neurointerv. Surg, 2015, 7: 402-407.

[2] Nikoubashman O, Dekeyzer S, Riabikin A, et al. True First-Pass Effect: First-Pass Complete Reperfusion Improves Clinical Outcome in Thrombectomy Stroke Patients [J]. Stroke, 2019, 50: 2140-2146.

[3] Mazighi M, Chaudhry S.A, Ribo M, et al. Impact of Onset-to-Reperfusion Time on Stroke Mortality: A Collaborative Pooled Analysis [J]. Circulation, 2013, 127: 1980-1985.

[4] Todo A, Minaeian A, Sahni R, et al. Incidence and Outcome of Procedural Distal Emboli Using the Penumbra Thrombectomy for Acute Stroke [J]. J. Neurointerv. Surg, 2013, 5: 135-138.

[5] Chen WH, Yi T, Wu YM, et al. Initial Clinical Experience of Repeat Thrombectomy with a Retrieval Stent (RTRS) with Continuous Proximal Flow Arrest by Balloon Guide Catheter for Acute Intracranial Carotid Occlusion [J]. Behav. Neurol, 2021, 2021.

第28章 "特洛伊木马"技术

"特洛伊木马"技术是指利用中间导管具有较好的通过迂曲血管的能力，先将中间导管越过病变部位（动脉瘤或动脉夹层，图 28-1）或输送到病变近端（重度狭窄，图 28-2），然后将较难通过迂曲血管到位的器械从中间导管内输送到病变部位，器械到位后，再将中间导管回撤，释放器械的技术。

一、适应证

当血管迂曲、需要输送的器械偏硬、通过性差，预计难以通过迂曲血管输送到位时，可以采用"特洛伊木马"技术。目前较常使用"特洛伊木马"技术的情况有颅内狭窄性病变，球扩支架（图 28-1）或球囊难以到位时；颅内动脉瘤需要使用覆膜支架（图 28-2）或密网支架时；迂曲的血管内需要使用颈动脉支架时。

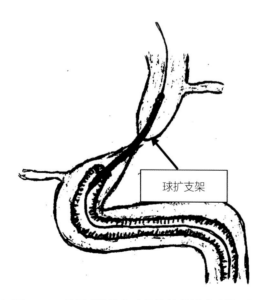

▲ 图 28-1　使用"特洛伊木马"技术辅助球扩支架到位

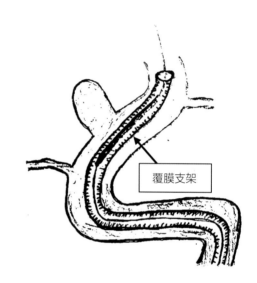

▲ 图 28-2　使用"特洛伊木马"技术辅助覆膜支架到位

二、病例分析

典型病例 1

患者男性，71 岁。

主诉：右侧肢体乏力 16 天。

既往史：2007 年因脑梗死遗留右下肢乏力，今年 2 月出现右手握筷不稳、口角流涎、言语含糊，开始规律服用阿司匹林；有高血压病史 10 余年，服用苯磺酸氨氯地平控制血压；有 2 型糖尿病史 3 年余，服用二甲双胍控制血糖。

体格检查：BP135/66mmHg，神志清楚，构音不良，眼球活动自如，无眼震，右侧鼻唇沟浅，口角左歪，伸舌偏右，右侧肢体肌力 V⁻ 级，左侧肢体肌力正常，双侧感觉正常。NIHSS 评分 2 分。

辅助检查：头部 MRI+DWI：左侧放射冠区多发急性脑梗死；脑萎缩、脑白质变性伴少许腔隙性梗死灶。

全脑血管造影:左侧颈内动脉眼动脉段重度狭窄。

术前诊断:①脑梗死;②左侧颈内动脉眼动脉段重度狭窄;③高血压病3级很高危组;④2型糖尿病。

术前药物治疗:阿司匹林100mg+氯吡格雷75mg,每日1次;阿托伐他汀20mg,每日1次;以及服用苯磺酸氨氯地平降压、二甲双胍降糖和丁苯酞等药物。

手术材料:5F 125cm MPA(Cordis),泥鳅导丝0.35英寸150cm(泰尔茂),长鞘6F 80cm(巴尔特),银蛇颅内支持导管6F 115cm(通桥),XT-17微导管(史塞克),Synchro-2微导丝0.014英寸200cm、300cm,赛诺颅内药物洗脱支架系统2.75mm×15mm。

手术过程:经右侧股动脉穿刺,5F 125cm MPA将长鞘输送至颈内动脉起始部、颅内支持导管输送至颈内动脉C_3段,选取工作角度造影(图28-3)。根据造影的情况,病变近端血管较扭曲,预计颅内药物洗脱支架系统难以到达病变部位,拟采用"特洛伊木马"技术。先将微导丝微导管

通过重度狭窄部位到达大脑中动脉M_3段,在微导丝微导管的导引下将颅内支持导管通过扭曲的血管输送至重度狭窄的近端(图28-1),利用3m微导丝交换,退出微导管,顺着3m微导丝将颅内药物洗脱支架系统(球扩支架)在颅内支持导管内输送至重度狭窄部位,因为血管较扭曲,支架系统偏硬,支架在通过床突段时较困难,经过反复调整颅内支持导管、微导丝及支架的张力才将支架输送至重度狭窄部位(图28-1),然后将颅内支持导管撤退至床突段下段,通过造影确认支架释放的部位(图28-4),使用压力泵缓慢充盈球囊至6atm/2.75mm,停留30s,球囊泄压后,复查造影,支架完全释放、位置满意,狭窄基本解除,撤出球囊和微导丝,回撤中间导管至颈内动脉C_1段,复查造影,再次明确狭窄部位的情况及远端血流的情况(图28-5),完善正侧位造影,结束手术。

术后随访:全麻苏醒后,患者临床症状同术前,术后控制收缩压在100~120mmHg,维持3天,术后第5天出院,出院时mRS评分2分。术后双抗3个月,以后长期单抗,同时调脂、控制血压、血糖等治疗。

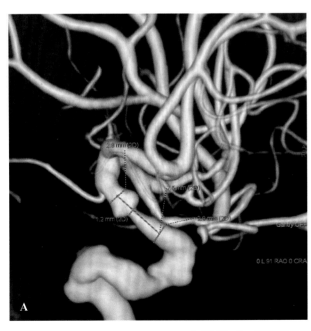
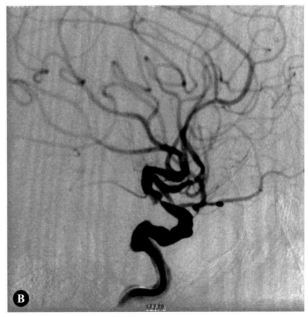

▲ **图28-3** 造影显示颈内动脉眼动脉段重度狭窄

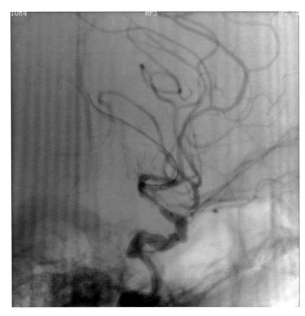

▲ 图 28-4 使用"特洛伊木马"技术辅助颅内药物洗脱支架到位

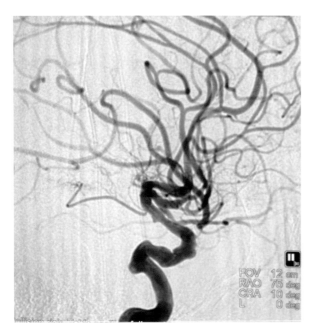

▲ 图 28-5 支架成功释放，狭窄病变改善满意

典型病例 2

患者女性，52 岁。

主诉： 右侧颈内动脉床突上段背侧血疱样动脉瘤栓塞术后 3 个月，复发。

既往史： 无高血压、糖尿病病史。

体格检查： 血压 130/80mmHg，神清语明，眼球活动自如，无眼震，面肌对称，双侧肢体肌力 V 级，双侧感觉正常。mRS=0 分。

术前诊断： 颅内动脉瘤栓塞术后。

治疗方案： 围术期口服阿司匹林 100mg、氯吡格雷 75mg，每日 1 次。Willis 覆膜支架治疗。

手术材料： 8F Guiding（Cordis）、6F Navien 115cm、Hyperglide 4mm×15mm（Metronic）、Willis 支架 3.5mm×10mm（Microport）、Tracxess 14 导丝（MicroVention）。

影像检查： 左侧颈内动脉 C_5 段血疱样动脉瘤支架（LVIS）辅助栓塞术后，动脉瘤复发（图 28-6）。

手术过程： 经右侧股动脉穿刺，留置 8F 动脉鞘。将 8F Guiding 留置于颈动脉分叉部。首先为术中覆膜支架覆盖眼动脉的安全性做预测评估。同轴送入 6F Navien 导管，进入颈内动脉海绵窦段。送入 Hyperglide 4mm×15mm 封堵，

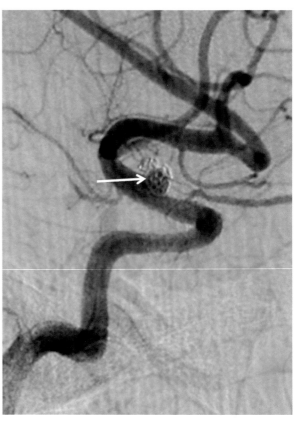

▲ 图 28-6 显示左侧颈内动脉床突上段动脉瘤栓塞术后复发

BOT 试验显示，颈内动脉闭塞情况下，颈外动脉代偿向眼动脉供血。因 Navien 不能顺畅进入 LVIS，将 Hyperglide 4mm×15mm，送入 LVIS 支架内并充盈，在半充盈状态下引导 6F Navien 导管进入并通过 LVIS，留置于 C_7 段（图 28-7）。撤出球囊。自 Navien 导管内，在 Traxcess-14 导丝引导下，送入 Willis 支架 3.5mm×10mm 至复发动脉瘤颈处，回撤 6F Navien 导管并同时维持 Willis 支架位置及张力（图 28-8）。造影确认 Willis 支架位置可以覆盖瘤颈，并避开脉络膜前动脉。缓慢充盈球囊，释放 Willis 支架。术后造影显示动脉瘤不显影。眼动脉通过颈外动脉代偿逆向显影（图 28-9）。

三、技术要点

选用前端柔软，通过性较好的中间导管，尽量将中间导管放高，越过病变部位（动脉瘤或夹层）或置于病变近端（重度狭窄）。

因为通过性较好的中间导管，往往支撑性偏弱，建议使用支撑性较好的长鞘或 8F 导引导管加强支撑，支撑系统在能允许的情况下尽量上高

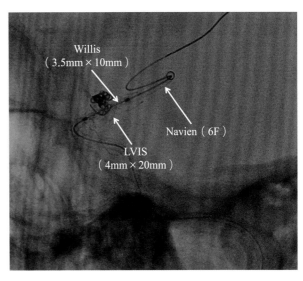

▲ 图 28-8 6F Navien 导管置于 C_7 段，其内送入 Willis 3.5mm×10mm 到位

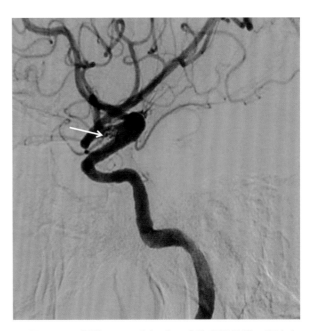

▲ 图 28-9 释放 Willis 支架后，动脉瘤不显影；颅内各动脉分支显影良好

（前循环达颈内动脉 C_1 段，后循环达 V_2 段）。

器械输送至病变部位后，再撤退中间导管，释放器械。这时中间导管宜缓慢撤退，撤退到能释放器械的最高位置，保持适当的张力，避免整个系统的下滑。

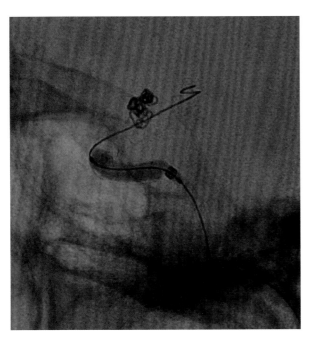

▲ 图 28-7 将 Hyperglide 4mm×15mm 半充盈，引导 6F Navien 导管进入并通过 LVIS 支架

（张 欢 刘 赫）

第 29 章　双导丝单纯球囊扩张技术

颅内动脉狭窄累及相关联的两条分支血管或主干狭窄累及粗大分支者，在其中一支狭窄血管内进行支架成形术时可能影响另一支血管，若两支狭窄受累血管均行支架成形术，操作复杂，且可能存在支架重叠交叉、血栓形成、再狭窄后干预困难等多种情况发生。对于此类病变双导丝单纯球囊扩张技术或许是一种效果不错的治疗选择。

双导丝技术来源于冠脉血管内治疗的导丝保护技术，手术时在分支血管内预置导丝。防止主干血管球囊扩张或支架植入时，由于挤压而导致分支血管闭塞；神经介入在上述特殊情况下使用亦可获得良好的治疗效果。双导丝单纯球囊扩张技术采用双导丝单纯球囊扩张成形，没有植入支架，避免了单支架植入可能会影响另一支血管，或者是双支架植入打开不全、支架重叠等不确定风险因素。

一、适应证

大脑中动脉 M_1 段狭窄累及上下干或基底动脉狭窄累及 PICA 等重要分支血管。

二、禁忌证

大脑中动脉上下干中任何一支与 M_1 主干成角较大者。因在手术过程中，由于牵拉导致血管移位，可能造成损伤或出血。

三、典型病例

男性患者，62 岁。

主诉：发作性右手无力 1 年，加重 1 个月余。

既往史：高血压病史 20 年、糖尿病病史 3 年。

体格检查：神清语明，四肢肌力、肌张力正常。

辅助检查：DWI 显示左侧额顶分水岭区脑梗死，DSA 造影显示左侧颈内动脉起始重度狭窄，左侧大脑中动脉 M_1 段并累及上下干的重度狭窄。

诊断：左侧颈内动脉起始重度狭窄、左侧大脑中动脉重度狭窄。

手术过程：见图 29-1。

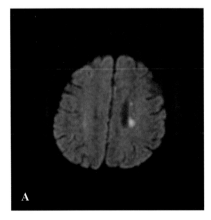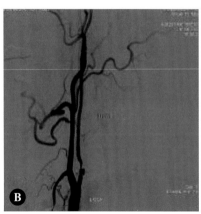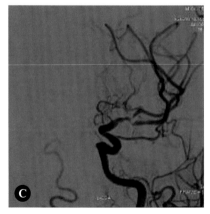

▲ 图 29-1　A. DWI 显示左侧额顶分水岭区脑梗死；B. DSA 造影显示左侧颈内动脉起始段重度狭窄；C. DSA 造影显示左侧大脑中动脉 M_1 段并累及上下干重度狭窄

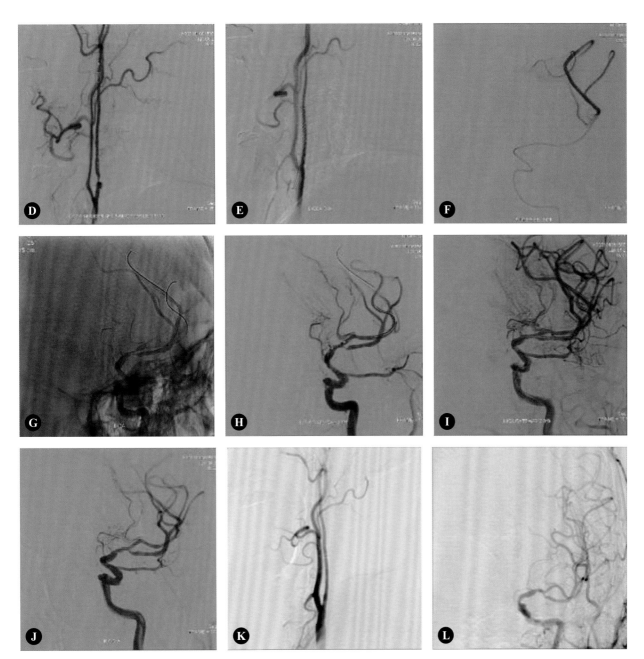

▲ 图 29-1（续） D. 左侧颈内动脉狭窄支架成形术中；E. 左侧颈动脉植入 Wallstent 9mm×40mm 支架术后；F. Traxcess-14 微导丝配合 Echelon-10 微导管，将微导管置于下干 M₃ 段；并超选造影证实在真腔，而后交换 transend floopy 300cm 微导丝留置在下干；G. 同样的方法，再将另一根 transend floopy 300cm 微导丝放置于上干 M₃ 段；H. 沿上干的微导丝将 Gateway 2.0mm×9mm 球囊送至狭窄处，以 6atm 缓慢扩张，复查造影显示原位狭窄改善；I. 沿下干微导丝将 Gateway 2.0mm×9mm 球囊送至狭窄处，缓慢扩张，造影显示狭窄改善；J. 留置微导丝观察 20min，复查造影未见夹层及闭塞，前向血流正常，撤出微导丝；K 和 L. 1 年随访血管成形满意

四、技术要点

进行双导丝技术时，首先将微导丝放置到不易到位的分支血管，再次将另一条微导丝置于另一相对容易到位的分支血管。

微导管配合微导丝利于超选成功，然后再交换 300cm 微导丝留置。

单纯球囊扩张时，球囊选择不易过大，通常为正常管径的 60%～80%。

为减少操作时两根微导丝互相影响，两根微导丝要分别经不同 Y 阀进入。多次交换技术的应用是手术成功的保证。

大脑中动脉最常见的狭窄部位是 M_1 段狭窄，但该病例并非主干病变，而是大脑中动脉上下干同时受累狭窄。如何能够安全地进行分支血管重建，而不影响主干或分支间血管相互影响，是这个手术的关键。

关于颅内动脉狭窄的治疗，目前尚无证据表明颅内支架治疗优于单纯积极药物治疗，围术期安全性及预防脑卒中长期的有效性，仍是目前介入治疗关注的重要问题。单纯球囊扩张成形术早期由于夹层及再狭窄问题饱受质疑。近几年，关于单纯球囊亚满意扩张的研究，在围术期安全性及降低 30 天内治疗区域缺血性脑卒中发生率均取得了不错的效果。其中一篇纳入 19 项符合条件的 3386 名患者 Meta 分析[1]，涉及采用 4 种不同治疗方法（单纯球囊成形术、自膨支架、球扩支架和药物治疗）的结果显示，在降低短期死亡率或脑卒中发生率方面，单纯球囊扩张成形术优于球扩支架及自膨支架的治疗。在降低长期死亡率或脑卒中发生率方面，4 种治疗方法效果相似。

在降低远期脑卒中事件及再狭窄发生率方面，目前已有文章[2]报道颅内药物球扩支架优于单纯球扩支架，加之从冠脉获得经验来看，药物球囊或药物支架可能具有更好的远期疗效。

（徐善才　王春雷）

参考文献

[1] Wang T, Yang K, Zhang X, et al. Endovascular Therapy for Symptomatic Intracranial Artery Stenosis: a Systematic Review and Network Meta-analysis [J]. Transl Stroke Res, 2022, 13(5): 676-685.

[2] Jia B, Zhang X, Ma N, et al. Comparison of Drug-Eluting Stent With Bare-Metal Stent in Patients With Symptomatic High-grade Intracranial Atherosclerotic Stenosis: A Randomized Clinical Trial [J]. JAMA Neurol, 2022, 79(2): 176-184.

第30章 颈内动脉慢性闭塞的复合手术开通技术

颈内动脉慢性闭塞的复合手术开通技术是指在能够同时进行开放手术与介入手术的条件下，结合了颈动脉内膜剥脱术与血管内治疗优点的颈内动脉慢性闭塞开通技术。

一、适应证

症状性颈内动脉闭塞，合并同侧前循环低灌注，且发病机制为低灌注性，药物治疗无效或反复的患者。

二、禁忌证

无症状颈内动脉闭塞，发病机制为穿支脑卒中患者或非责任区患者。

三、典型病例

患者男性，68岁。

主诉：左侧肢体无力伴言语不清4周余。

现病史：患者4周前无明显诱因出现左侧肢体无力，持续不缓解。具体为左上肢持物力弱，左下肢行走拖曳，无跌倒，同时伴言语不清。于神经内科药物治疗后症状缓解，同时发现右侧颈内动脉闭塞，为手术治疗收入院。

既往史：6年前腔隙性脑梗死病史；高血压病史6年，血压150/90mmHg，未监测血压，控制情况不详。

体格检查：神志清楚，言语流利，瞳孔居中位，光反射好，左上肢肌力Ⅳ级，左下肢肌力Ⅴ⁻级，右侧肢体肌力Ⅴ级。NIHSS评分0分；mRS评分1分；BI指数：100分；GCS评分15分。

影像检查：术前核磁平扫DWI序列，见

图30-1；术前CTA及CTP，见图30-2；颅脑CTP，见图30-3；术前完善的脑血管造影评估，见图30-4。

治疗方案：患者为分水岭梗死，右颈内动脉闭塞，梗死发病机制考虑为低灌注性。给予阿司匹林及氯吡格雷双联抗血小板药物治疗时，DWI序列仍可见新旧不一病灶，患者颈内动脉闭塞时间预计不长，因此决定手术开通右侧颈内动脉；但是，患者颈内动脉闭塞段为钝头残端，且不除外近端C_1开口闭塞后远端继发血栓可能，单纯腔内手术开通血栓脱落的风险可能较高。最终决定进行复合手术（即近端颈内动脉内膜剥脱，远端颈内动脉支架成形）。

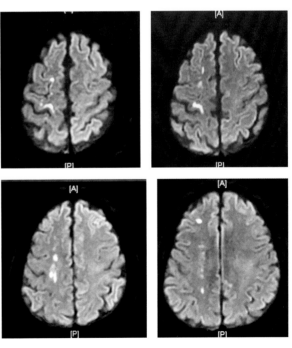

▲ 图30-1 DWI序列右侧内分水岭区域多发新旧不一梗死灶，考虑为低灌注性梗死，且病灶新旧不一

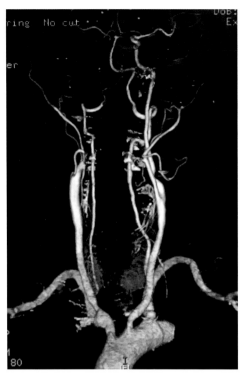

▲ 图 30-2 头颈 CTA 可见右颈内动脉闭塞，右侧大脑中动脉经后交通动脉部分代偿显影，分支显影差

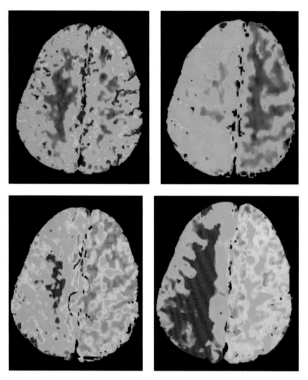

▲ 图 30-3 CTP 可见右侧大脑中动脉供血区低灌注，CBF 降低，CBV 代偿升高，MTT 及 TTP 延长

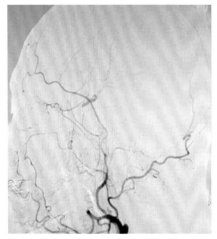
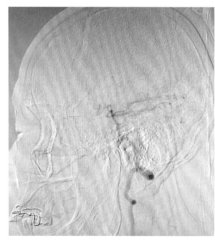
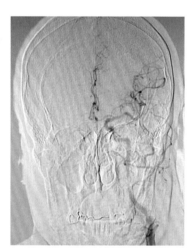

▲ 图 30-4 脑血管造影

右颈内动脉 $C_1 \sim C_5$ 段闭塞 *，通过眼动脉部分代偿，后交通动脉不发达，向右侧大脑中动脉部分代偿，右侧大脑前动脉由左大脑前动脉通过前交通动脉代偿

*. 颈内动脉 Bouthillier 分段法

手术材料：常规颈动脉内膜剥脱器械。8F 短鞘，8F Guiding 导管（Boston Scientific，USA）、5F MPA 导管（Cordis，USA），Echelon-10 微导管（Medtronic，USA）、0.014 英寸 Synchro 导丝（Strkyer，USA），0.014 英寸 Transed 300cm 导丝（Boston Scientific，USA），2.5mm×15mm Gateway 球囊（Strkyer，USA）、3mm×15mmGateway 球囊（Strkyer，USA）、4mm×

30mm SV 球囊（Boston Scientific，USA）、XT-27 微导管（Strkyer，USA）、4mm×30mm Neuroform EZ 支架（Strkyer，USA）、4.5mm×30mm Neuroform EZ 支架（Strkyer，USA）、7mm×50mm Wallstent 支架（Boston Scientific，USA）。

手术过程： 全麻，常规右肩垫高，右胸锁乳突肌前缘切口，行标准颈动脉内膜剥脱（carotid endarterectomy，CEA）术（图 30-5）。

剥脱后，冲洗颈动脉腔内后，排气，缝合颈动脉。股动脉置 8F 短鞘，将超滑导丝 +5F MPA+8F Guiding 导管组合进入右颈内动脉开口部，路径图指示下，0.014 英寸 Synchro 导丝引导

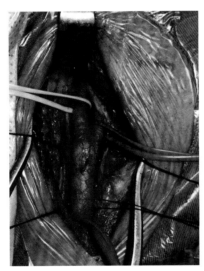

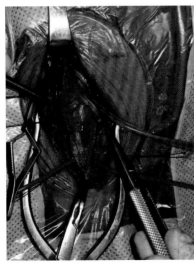

▲ 图 30-5　CEA 术中，红色分别阻断颈总动脉、颈外动脉、颈内动脉，剥脱内膜斑块，远端避免过渡剥离

Echelon-10 微导管通过颈内动脉闭塞段进入右大脑中动脉，造影确认（图 30-6）。

更换为 300cm Transed 导丝，自颈内动脉 C_6 段向 C_1 段近端依次以 2.5mm×15mm Gateway 球囊、3mm×15mm Gateway 球囊、4mm×30mm SV 球囊扩张闭塞段，轻柔冒烟，发现 C_1～C_5 仍闭塞，考虑为血栓有部分机化，因此引入 XT-27 微导管，自颈内动脉 C_6 段至颈内动脉 C_1 段依次植入 1 枚 4mm×30mm Neuroform EZ 支架、2 枚 4.5mm×30mm Neuroform EZ 支架、1 枚 7mm×50mm Wallstent 支架。术后复查造影见颈内动脉血流通畅，颅内分支良好（图 30-7）。

术后给予口服阿司匹林 100mg、氯吡格雷 75mg、阿托伐他汀 20mg，每日 1 次，6 个月，之后继续口服阿司匹林 100mg、阿托伐他汀 20mg，qd，并控制血压。

该患者 1 年后复查造影，可见 C_3～C_4 段血管修复良好，C_2 段仍有约 70% 狭窄，单纯使用 4mm×30mm SV 球囊扩张 C_2 段狭窄段，血管扩张良好（图 30-8）。术后 2 年及 4 年复查

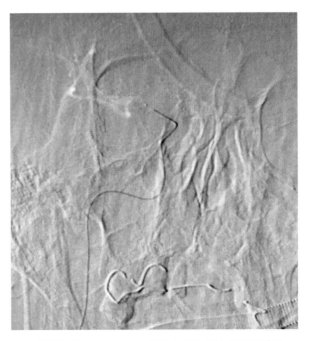

▲ 图 30-6　Echelon-10 进入右侧大脑中动脉后确认

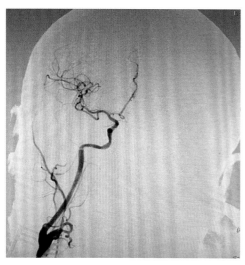
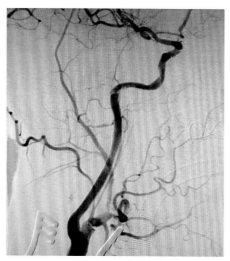

◀图 30-7　术毕造影见右颈内动脉通畅，颅内分支良好，大脑中动脉、大脑前动脉显影良好；但 C_2 段局部仍有狭窄，可能为夹层入口，$C_3 \sim C_4$ 段为内膜下开通，因为前向血流良好，暂时不干预；颈外动脉狭窄不用干预

造影或 CTA，仍可见颈内动脉良好（图 30-9 及图 30-10）。患者 mRS 评分 0 分，无脑卒中复发。

四、技术要点

以下为颈内动脉闭塞复合手术的主要步骤。

①标准 CEA 手术：此处一定要注意，如果 C_1 开口部斑块远端为新鲜血栓，可以使用 2F Fogarty 取栓管透视下轻柔取栓（图 30-11），如

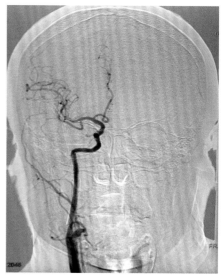

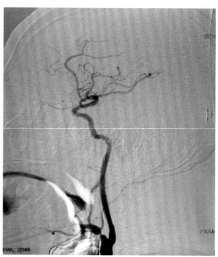

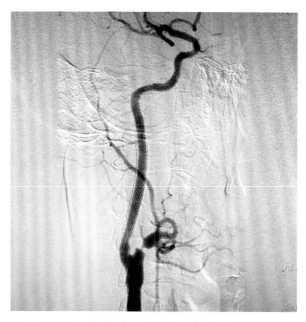

▲ 图 30-8　术后 1 年复查，见颈外动脉狭窄，不予干预，颈内动脉 C_2 段狭窄球囊扩张术后，见颈内动脉 C_2 段扩张良好，无残余狭窄，$C_3 \sim C_4$ 段夹层已修复

▲ 图 30-9　术后 2 年复查，见颈内动脉通畅，无再狭窄，颅内动脉分支良好

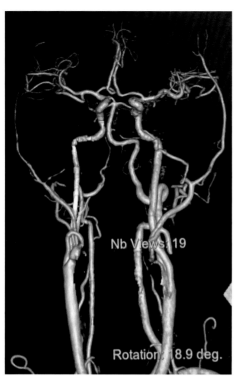

▲ 图 30-10　术后 4 年复查头颈 CTA 见右颈内动脉仍通畅

果为陈旧病变，务必不要向远端过度剥离内膜面，且务必不要向远端盲目取栓或采取钳夹的动作，而应当保留稳固的断面，确定没有游离斑块即可。

②建立工作通路：工作通路有 2 种，一种是可以经颈内动脉直接插入 8F 短鞘，外接 8F Guiding，优势是支撑力好，可以随时开放颈内动脉排出碎屑，但是对于颈内动脉内膜断端的操作距离较短，且缺乏前向血流冲刷，操作时间长的时候容易继发血栓。另一种是完全缝合颈动脉后，经股动脉插管转腔内开通方式，虽然有潜在的栓子脱落的风险，但其优势是操作方便，目前我中心更多地采用此种方式（在担心栓子脱落的情况下，可采用球囊 Guiding 保护下进行）。

③开通闭塞的颈内动脉：该步骤需要耐心，需要小心轻柔的寻找真腔开通，不要盲目地人为

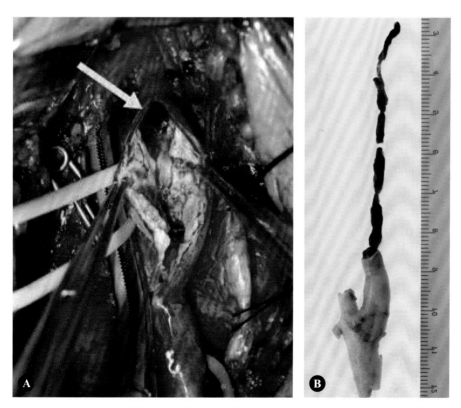

▲ 图 30-11　A. 可见颈内动脉闭塞远端为新鲜血栓（粗白箭）；B. 为剥离的斑块以及远端取出的新鲜血栓

造成长段夹层。开通的导丝依不同术者的习惯而各有差异。通常建议进入大脑中动脉冒烟确认后，将微导管引入角回动脉再进行交换，因此处更为稳定。

④颈内动脉重建：在建立导丝轨迹后，以远及近依次以合适直径的球囊扩张，再轻柔的冒烟或造影确认限流部位，再植入支架以恢复血流。不建议将中间导管跟高后反复抽吸，该操作有可能导致栓子脱落。颈内动脉 C_1 段通常使用的支架为 Wallstent 支架，但是在 C_1 段迂曲的情况下，植入 Wallstent 支架可能会导致盖帽现象，需要使用柔顺性更好的开环支架，比如 Precise 支架（Cordis，USA），但由于 Precise 支架的长度最长通常为 40mm，可能需要植入 2 枚方能覆盖 C_1 段。因此，有时候需要用球囊引导 Navien 中间导管（Medtronic，USA）"特洛伊木马"技术桥接 Precise 支架（图 30-12）。

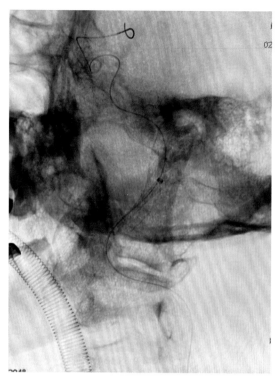

▲ 图 30-12　颈内动脉迂曲，Navien 引入远端第 1 枚 Precise 支架内部，经 Navien 中间导管桥接第 2 枚支架

（韩金涛）

参考文献

[1] 夏金超，汪勇锋，张坤，等.有症状的慢性颈内动脉闭塞患者开通术的临床初步疗效 [J]. 中华放射学杂志，2021 (5).

[2] 张海峰，梁国标，于春泳，等.复合手术治疗慢性颈内动脉闭塞的临床疗效 [J]. 中华神经外科杂志，2021 (4).

[3] 马琳，任贺成，魏铭，等.慢性颈内动脉闭塞的复合手术再通治疗 [J]. 中国现代神经疾病杂志，2019 (10).

[4] 许子威，张颖影.慢性颈内动脉闭塞治疗研究进展 [J]. 中风与神经疾病杂志，2020 (7).

[5] 翟国杰，杜华平，徐元，等.慢性颈内动脉闭塞血管内再通治疗的现状 [J]. 中华医学杂志，2020 (3).

[6] 蔡栋阳，杨博文，赵同源，等.慢性颈内动脉长节段闭塞残端形态与原位开通效果研究 [J]. 中国卒中杂志，2021 (10).

[7] 中国医师协会介入医师分会神经介入专业委员会，中华医学会放射学分会介入放射学组，中国卒中学会复合介入神经外科分会.慢性颈内动脉闭塞再通治疗中国专家共识 [J]. 中华介入放射学电子杂志，2019 (1).

第31章　颅外段椎动脉慢性闭塞的复合手术开通技术

颅外段椎动脉慢性闭塞的复合手术开通技术是指在能够同时进行开放手术与介入手术的条件下，结合了椎动脉内膜剥脱术与血管内治疗优点的颅外段椎动脉慢性闭塞开通技术。

一、适应证

症状性颅外段椎动脉闭塞，椎开口部无残端或支架后闭塞腔内治疗失败，合并后循环低灌注，且发病机制为低灌注性，药物治疗无效或反复的患者。

二、禁忌证

非优势椎动脉、无症状椎动脉闭塞或代偿良好的椎动脉闭塞患者、椎开口部有明显残端的应优先尝试腔内手术。

三、典型病例

患者男性，67岁。

主诉：发作性头晕1年余，一过性意识丧失1月余。

现病史：1年前患者劳累后出现头晕，无复视等伴随症状，于外院就诊，发现右椎动脉闭塞，左椎动脉开口部重度狭窄，未干预。1年来头晕症状反复发作。1个月前吃晚饭时突然出现头晕，1min后出现意识丧失、四肢瘫痪；约1h后清醒，未残留神经系统功能障碍；头颅核磁平扫提示双侧小脑梗死。给予阿司匹林、氯吡格雷双联抗血小板、强化他汀（阿托伐他汀40mg/d）治疗重，仍有反复头晕发作，以站立、行走时发作为主，平卧可好转。

既往史：既往高血压、高脂血症病史，未诊治。既往吸烟史。

体格检查：神志清楚，言语流利，瞳孔居中位，光反射好，四肢肌力Ⅴ级，共济查体阴性。NIHSS评分0分；mRS评分1分；BI指数：100分；GCS评分15分。

影像检查：术前核磁平扫DWI序列，见图31-1；术前CTA及CTP，见图31-2；颅脑CTP在后循环的准确性不及前循环，但仍可见双侧小脑下后动脉供血区CBF和CBV降低。术前完善的脑血管造影评估，见图31-3。

治疗方案：复合手术开通左侧椎动脉（即近端椎动脉内膜剥脱，视术中情况决定远端椎动脉取栓或支架成形）。

手术材料：常规椎动脉内膜剥脱器械，2F Fogarty取栓管（Edwards Lifesciences，USA），8F短鞘，8F Guiding导管（Boston Scientific，USA）、5F MPA导管（Cordis，USA），Echelon-10微导管（Medtronic，USA）、0.014英寸Synchro导丝（Strkyer，USA），0.014英寸Transed 300cm导丝（Boston Scientific，USA），4×30mm SV球囊（Boston Scientific，USA）、7×50mm Wallstent支架（Boston Scientific，USA）。

手术过程：全麻，常规左肩垫高，头后仰向对侧旋转，右胸锁乳突肌前缘切口，行标准椎动脉内膜剥脱（vertebral endarterectomy，VEA）术（图31-4）。

剥脱椎动脉开口斑块后，以2F Fogarty取栓管透视下向远端椎动脉取栓，取出11cm长新鲜血栓，椎动脉远端返血良好，取自体静脉补片缝

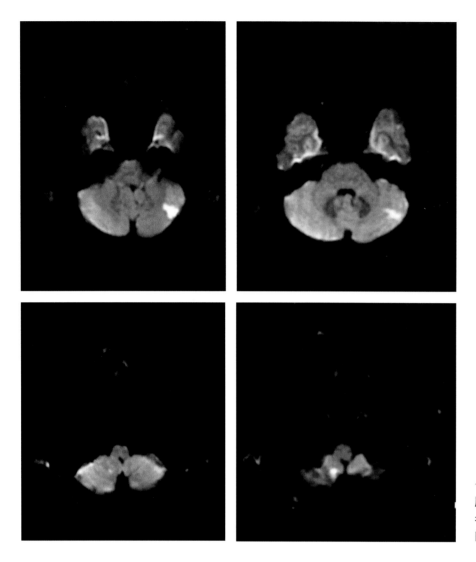

◀ 图 31-1 DWI 序列双侧小脑半球多发新旧不一梗死灶，考虑为栓塞性梗死，且病灶新旧不一

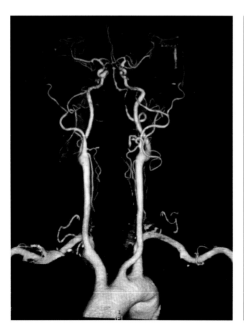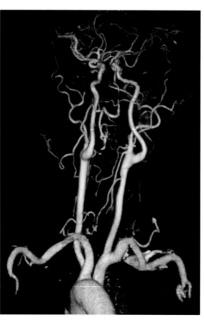

◀ 图 31-2 头颈 CTA 可见双椎动脉颅外段闭塞，左椎动脉优势，颈升动脉向左椎动脉 V_2 段医院部分代偿，椎动脉远端－基底动脉可见显影

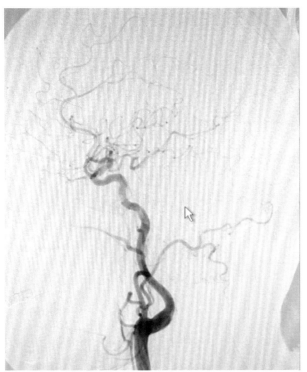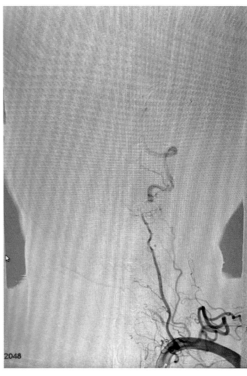

▲ 图 31-3　脑血管造影

左颈动脉造影可见后交通动脉开放，向左侧大脑后动脉供血区部分代偿；左锁骨下动脉造影见左椎动脉 $V_1 \sim V_2$ 段闭塞，椎动脉开口无残端，椎动脉 V_2 段以远通过颈升动脉侧枝代偿部分显影，基底动脉显影差

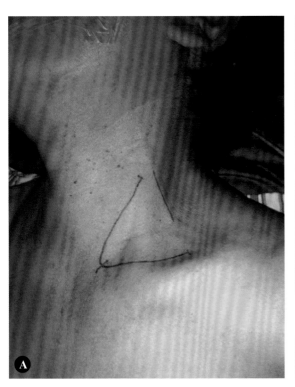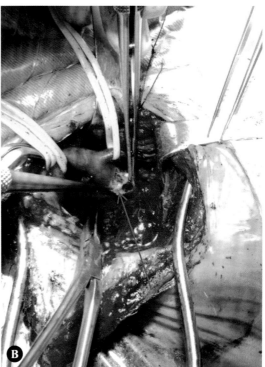

▲ 图 31-4　VEA 术中

A. 显示切口位置；B. 显示椎动脉切开后见到椎动脉远端腔内新鲜血栓形成

合椎动脉开口部（图 31-5）。

经股动脉穿刺置鞘，行左锁骨下动脉造影，可见椎动脉血流通畅，无残余狭窄，基底动脉及其分支显影良好（图 31-6）。

术后给予口服阿司匹林 100mg、氯吡格雷 75mg、阿托伐他汀 20mg，每日 1 次，3 个月，之后继续口服阿司匹林 100mg、阿托伐他汀 20mg，每日 1 次，并控制血压。

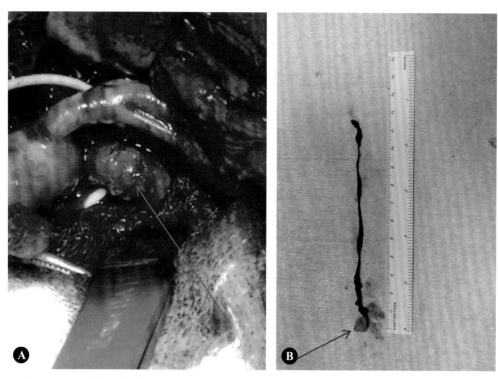

▲ 图 31-5　A. 为自体静脉补片缝合椎动脉开口部（蓝箭）；B. 为椎动脉开口部剥脱的斑块（红箭）及远端的血栓

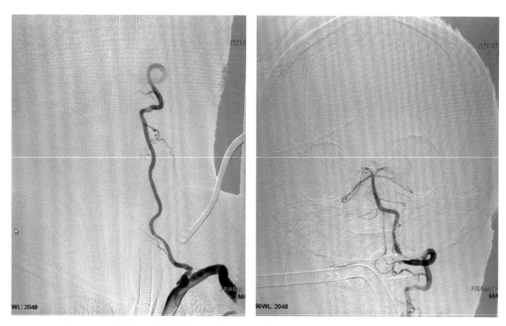

▲ 图 31-6　锁骨下动脉造影见左椎动脉 – 基底动脉血流通畅，颅内分支显影良好

该患者半年后复查超声，血流通畅。患者 mRS 评分 0 分，无脑卒中复发。

四、技术要点

以下为颅外段椎动脉闭塞复合手术的主要步骤。

(1) 标准 VEA 手术：首先完成标准的 VEA 手术，该术式较为困难，通常右侧比左侧易于操作，以下为笔者经验，可供参考。

- 关于手术入路问题。该手术部位较深，切口选择有 2 种：①是在胸锁乳突肌胸骨头及锁骨头之间的横切口间隙进入，但是此切口显露不甚充分；②是笔者更喜欢采用的本文中切口，沿胸锁乳突肌胸骨头后缘折向锁骨上缘的 L 形切口。切开颈阔肌后可将三角皮瓣向外上掀起，以获得更大的视野，向深方断胸锁乳突肌锁骨头（术后缝合伤口时需重建）、断前斜角肌，在斜角肌深方即可游离出锁骨下动脉远心端，向近心端游离可获得更好的视野和操作范围。

- 关于胸导管的问题。左侧 VEA 时要极为警惕胸导管损伤。胸导管通常描述在左侧颈内静脉与锁骨下静脉交汇附近汇入，但笔者术中所见，胸导管在锁骨下动脉发出椎动脉的前下方与内侧均有出现，且极为菲薄，近于透明状，术中应以保护为主，损伤恐极难修补。因此，笔者建议自锁骨下动脉远端经外膜鞘向近心端游离更为安全。

- 椎动脉远端的处理。建议向远心端游离 2cm 以上，便于阻断（建议使用临时动脉瘤夹阻断）及剥脱，如发现远端为新鲜血栓，可以轻柔的取栓，如为陈旧机化组织，不要向远端盲目取栓或采取钳夹的动作，而应当保留稳固的断面，确定没有游离斑块即可。

- 椎动脉吻合问题。通常左侧椎动脉更为深在，操作更为困难。吻合的问题有 2 个：①是难以充分剥离锁骨下动脉内与椎动脉开口部毗邻的斑块；②是椎动脉剥脱后如残余的中膜极少，本身缝合易于狭窄。笔者尝试过几种术式：①如椎动脉位置很低，而甲状颈干良好的话，可以将椎动脉切断后与甲状颈干互为补片吻合，形成鱼口状吻合口，不易再狭窄。②如椎动脉位置允许吻合，可取术野中的颈外静脉做自体静脉补片吻合。③如椎无合适的静脉补片且甲状颈干位置也不适于吻合，可将椎动脉吻合于锁骨下动脉（图 31-7），但需注意张力问题。④不建议使用人工血管补片在椎开口剥脱中使用，因为人工血管补片相比于剥脱后的椎动脉明显偏硬，吻合后自体血管会塌陷张开不良（图 31-8）。

- 吻合器械问题。椎动脉、甲状颈干、胸廓内动脉的吻合建议以临时动脉瘤阻断夹阻断，避免影响视野。近心端锁骨下动脉的控制建议使用复合弯阻断钳，能适当地将锁骨下动脉向浅方拉出，利于操作。

(2) 建立工作通路：完全缝合椎动脉后，经股动脉或经同侧桡动脉插管转腔内开通方式，(具体看椎动脉与锁骨下动脉的成角方向)。经股动脉途径开通时，建议在同侧肱动脉保留 0.018 英寸导丝支撑，加强支撑力。

(3) 开通闭塞的椎动脉：该步骤需要耐心，需要小心轻柔的寻找真腔开通，不要盲目地人为造成长段夹层，通常夹层进入 V_2 以远则难以返回真腔。开通的导丝依不同术者的习惯而各有差异。

(4) 椎动脉重建：在建立导丝轨迹后，以远及近依次以合适直径的球囊扩张，再轻柔的冒烟或造影确认限流部位，再植入支架以恢复血流。不建议将中间导管跟高后反复抽吸，该操作有可能导致栓子脱落。椎动脉 V_2 段长段病变我会使用 Wallstent 支架，但是对于能够确定限流部位的短段病变，球扩支架定位更为准确。

总之，颅外段椎动脉慢性闭塞的复合手术目前仍是一种不成熟的术式，开展要慎重。

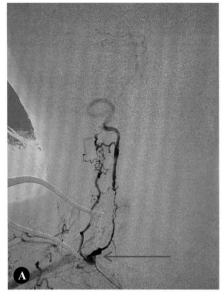
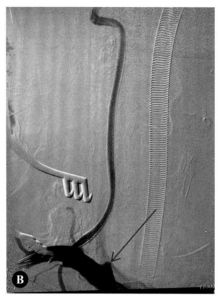

◀ 图 31-7　A. 为右椎动脉与远端锁骨下动脉吻合（蓝箭为剥脱区域），V_1 远端 -V_2 仍闭塞；B. 为经桡使用 Wallstent 开通椎动脉造影图（红箭为椎动脉切断的残端）

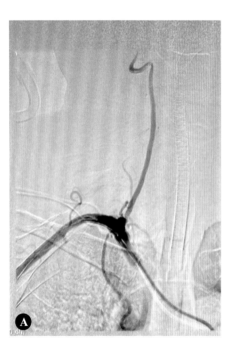
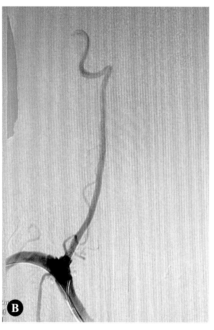

◀ 图 31-8　右椎动脉开口部剥脱、人工血管补片吻合术后，A 图可见局部血管张开不良，B 图所示植入一枚 5mm×15mm Express SD 支架（Boston Scientific，USA）支架，椎动脉血流恢复良好

（韩金涛）

参考文献

[1] 杨斌，马妍，陆夏，等. 症状性颅外段椎动脉闭塞复合再通手术效果分析 [J]. 中国脑血管病杂志，2020 (7).

[2] 韩金涛，李选，赵军，等. 症状性颅外椎动脉长段闭塞复合手术重建的短期临床观察 [J]. 中华脑血管病杂志 (电子版)，2020 (2).

第 32 章　血管内治疗脑静脉窦血栓技术

血管内治疗脑静脉窦血栓技术是指通过球囊扩张和导管抽吸治疗脑静脉窦血栓形成。

一、适应证

重症脑静脉窦血栓的患者。

二、禁忌证

对造影剂过敏者。

三、典型病例

青年女性，32 岁（图 32-1）。

主诉： 头痛 16 天，左侧肢体无力伴发作性抽搐 2 天。

既往史： 2017 年 11 月 6 日外院全麻下行右侧附件畸胎瘤切除术，术后服用口服避孕药 1 个月。

体格检查： T 36.3℃，R 20 次 / 分，P 65 次 / 分，BP 105/79mmHg，心肺腹查体未见明显异常。意识清楚，言语流利，高级智能正常。双眼视力粗测正常，双侧视盘轻度水肿，其他颅神经查体未见明显异常。左上肢肌力 I 级，左下肢肌力 III⁺级。右侧肢体肌力 V 级。深浅感觉正常。四肢腱反射对称（++）。左侧 Babinski 征（+）。颈强，

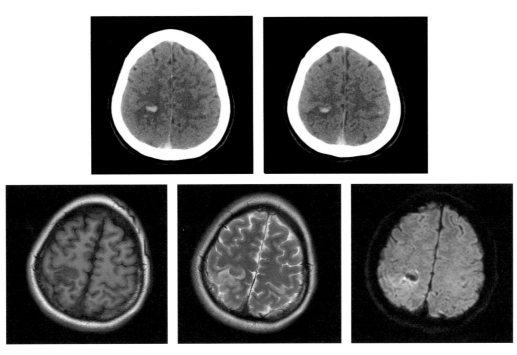

▲ 图 32-1

颌胸 4 横指。NIHSS 评分 6 分。

治疗方案：①一般治疗，抑酸保护胃黏膜，营养支持；抗凝治疗，给予基于体重剂量的低分子肝素钠注射液 5100 U；脱水降颅压，给予甘露醇注射液及甘油果糖氯化钠注射液；抗癫痫治疗，安定注射液及丙戊酸钠；②拟全麻行全脑血管造影术＋静脉窦内球囊扩张术。

手术材料：8F Guider Softip 导引导管、4F MPA-1 多功能导管、Renegade 微导管、Synchro-14 微导丝、Transend 300cm 微导丝、AVIATOR 4.0× 20mm 球囊。

手术过程：见图 32-2 至图 32-9。

四、技术要点

颅内静脉血栓形成（CVT）是指由各种病因

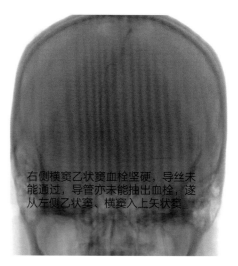

▲ 图 32-3　术中操作时患者右侧横窦乙状窦血栓坚硬，导丝未能通过，导管亦未能抽出血栓

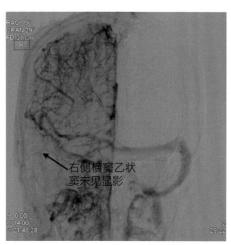

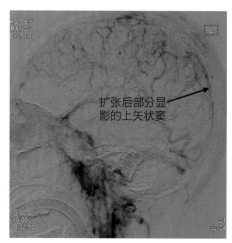

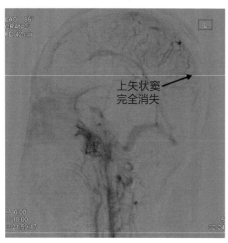

▲ 图 32-2　术中可见上矢状窦、右侧横窦、乙状窦未显影

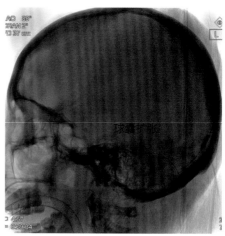

▲ 图 32-4　遂从左侧乙状窦、横窦进入上矢状窦，球囊扩张上矢状窦；术中操作时感患者静脉窦内血栓坚硬，已经机化；球囊扩张后见上矢状窦已经部分再通，给予局部尿激酶溶栓后，即终止手术

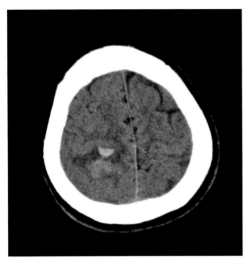

▲ 图 32-5　术后复查头颅 CT 出血量与入院时相当

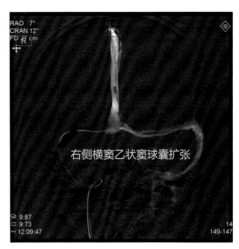

右侧横窦乙状窦球囊扩张

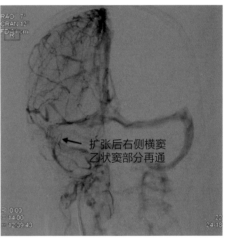

扩张后右侧横窦乙状窦部分再通

▲ 图 32-7　球囊扩张右侧横窦、乙状窦, 球囊扩张后右侧横窦、乙状窦部分再通

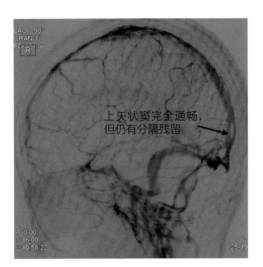

上矢状窦完全通畅, 但仍有分隔残留

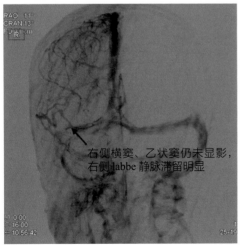

右侧横窦、乙状窦仍未显影, 右侧 labbe 静脉滞留明显

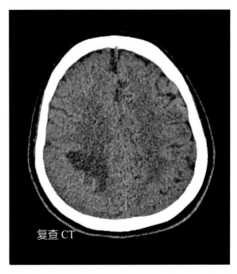

复查 CT

▲ 图 32-8　复查头颅 CT 右侧顶叶出血灶吸收

▲ 图 32-6　一周后复查造影示上矢状窦完全通畅, 但仍有分隔残留; 右侧横窦、乙状窦仍未显影, 右侧 Labbé 静脉滞留明显, 椎旁静脉丛明显增生

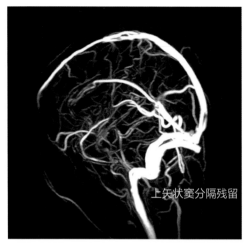

上矢状窦分隔残留

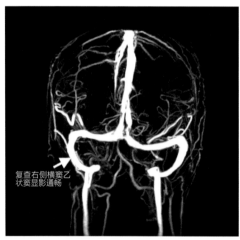

复查右侧横窦乙状窦显影通畅

▲ 图 32-9 出院 1 个月后复诊，患者症状完全消失，复查颅脑 MRV 示上矢状窦、双侧横窦、乙状窦完全再通；mRS 评分 0 分

引起的颅内静脉或静脉窦血栓形成，使血液回流受阻或脑脊液循环障碍，导致颅内高压和局灶脑损害为特征的一类脑血管病。此病好发于中青年，约占全部脑卒中的 0.5%~1.0%。临床症状常见头痛、癫痫发作、视力下降、运动和感觉障碍等。颅内静脉系统血栓形成的病因和危险因素可以分为感染性和非感染性，感染性因素常继发于头面部和耳道细菌感染；非感染性因素包括遗传性及获得性促凝血状态、系统性红斑狼疮、白塞病、恶性肿瘤、血液系统疾病、妊娠期和产褥期、服用避孕药等。

1. 激进的血管内治疗方案 激进的血管内治疗方案包括机械取栓（Angiojet、支架取栓）及静脉窦内接触溶栓效果不佳。

对于脑静脉窦血栓的治疗方式选择始终争议不断，虽有指南推荐可用血管内治疗的方式改善 CVT 患者预后，但 2017 年 ESO 指南认为没有昏迷、精神异常、深静脉血栓和脑出血的病例，不建议应用溶栓和机械取栓治疗。随后 JAMA Neurology 的 TO-ACT 研究结果，研究结论显示血管内治疗（溶栓和机械取栓或合并应用两种方法）治疗静脉窦血栓并没有比标准药物治疗有更好的预后，进一步确认了 2017 年 ESO 指南的推荐。

2. 小样本临床经验提示球囊扩张、静脉窦抽栓效果较好 根据 2017 ESO 指南和 TO-ACT 研究结论，CVT 的血管内治疗似乎是无意义的，但这与我们临床实践的经验似乎不符。我们发现 TO-ACT 研究具有局限性，它只对比了较为保守标准药物治疗和较为激进的溶栓和机械取栓治疗，而没有研究我们在临床中经常采用的折中方案。如该例患者我们就采用了单纯的球囊扩张治疗，使闭塞的脑静脉窦部分再通，再同时给予标准的抗凝治疗，这种方法的优势是抗凝后可启动自发性纤溶系统，抗凝状态下的血流不断流经部分再通的静脉窦，从而缓慢的溶解静脉窦内的血栓。同时两次静脉窦内治疗的结果也进一步证实了球囊扩张的必要性，第一次治疗只是扩张了矢状窦，而没有扩张右侧横窦，复查显示矢状窦再通的程度就明显好于右侧横窦，第二次治疗通过球囊扩张导致右侧横窦部分再通后，复查 MRV 显示右侧横窦内血栓也完全消失。

3. 对于重症患者和早期血栓的患者，脑静脉窦血栓的血管内治疗应尽快启动 TO-ACT 研究的结论只能证明机械取栓和溶栓对于 CVT 患者并不适用，可能是这种激进的方法增加 CVT 患者的并发症。但是对静脉窦影响较小的球囊扩张或抽栓治疗，也许可以作为一种折中方案改善 CVT 预后，希望可以早日有 RCT 研究来证实这种假设。

（曹向宇 孙明广）

参考文献

[1] Nayak S, Chavan S, Padhiyaar R, et al. Cerebral venous thrombosis Epidemiology, clinical profile and in-hospital and long term outcome [J]. Journal of the Association of Physicians of India, 2016, 64(1):61.

[2] 中国颅内静脉血栓形成诊断和治疗指南 2019 [J]. 中华神经科杂志, 2020, 53(9):648-663.

[3] 范一木.《颅内静脉和静脉窦血栓形成诊治的中国专家共识》解读 [J]. 中国现代神经疾病杂志,2016,16(12):822-825.

[4] Silvis SM, de Sousa DA, Ferro JM, et al. Cerebral venous thrombosis [J]. Nat Rev Neurol, 2017,13(9):555-565.

[5] Ferro JM, Bousser MG, Canhão P, et al. European Stroke Organization guideline for the diagnosis and treatment of cerebral venous thrombosis endorsed by the European Academy of Neurology [J]. Eur J Neurol, 2017,24(10):1203-1213.

[6] Coutinho JM, Zuurbier SM, Bousser MG, et al. Effect of Endovascular Treatment With Medical Management vs Standard Care on Severe Cerebral Venous Thrombosis: The TO-ACT Randomized Clinical Trial [J]. JAMA Neurol, 2020, 77(8): 966-973.

第33章 静脉窦支架成形术

对于由脑静脉窦狭窄引起的特发性高颅压或搏动性耳鸣，静脉窦支架成形术是一种可以达到治愈结果的治疗方式。

一、适应证

静脉窦狭窄导致的特发性高颅压，尤其是内生性狭窄导致的颅高压，狭窄两端有明显的压力差；源于静脉窦狭窄的搏动性耳鸣，如搏动性耳鸣严重影响患者生活质量并呈明显焦虑状态，经规范的抗焦虑治疗后，仍严重影响日常生活。

二、禁忌证

由余各种原因导致的颅内压升高，进而引起的静脉窦狭窄，狭窄范围较广，单个支架难以完全覆盖狭窄段的，需谨慎选择静脉窦支架置入术。

三、典型病例

患者女性，35岁。

主诉：右耳耳鸣半年，进行性视物重影近1个月。

既往史：既往体健，否认高血压、糖尿病等病史。

体格检查：身高160cm，体重55kg，BMI 21.5kg/m²，向右转头或压迫右侧颈静脉，右耳耳鸣可消失；眼底：双侧视盘水肿，视盘边界模糊；双眼水平复视。

辅助检查：①腰椎穿刺初压>320mmH₂O，末压100mmH₂O，脑脊液常规、生化未见明显异常；②头颅MRI，见图33-1；③静脉造影+静脉窦测压，见图33-2；④静脉窦高分辨磁共振，见图33-3。

治疗方案：右侧横窦-乙状窦支架置入术。

手术材料：泥鳅导丝、多功能导管、8F长鞘、6F Navien、Renegade微导管、Transend 300微导丝、Pulsar-18 6mm×60mm支架。

手术过程：股动脉穿刺将造影导管置于右侧颈总动脉进行动脉造影（图33-4）；同时股静脉穿刺，将8F长鞘置于右侧颈内静脉起始部近颈

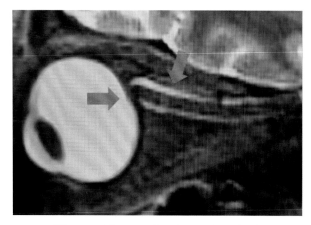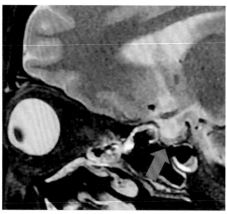

▲ 图33-1 箭所示从左至右分别为眼球后部巩膜变平、视神经周围蛛网膜下隙膨胀、空蝶鞍

134

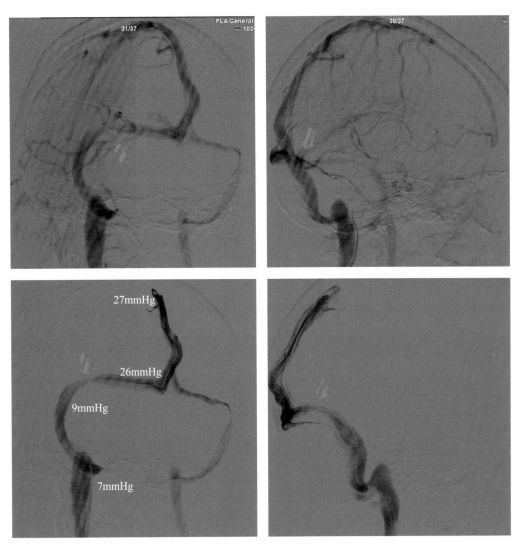

▲ 图 33-2　静脉诊断性造影＋测压，箭示右侧横窦－乙状窦移行部狭窄

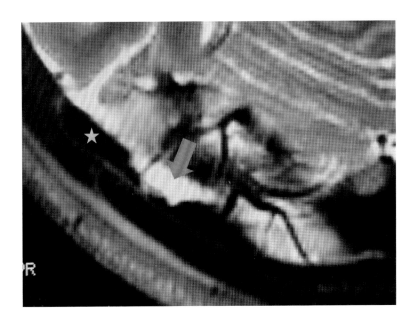

◀ 图 33-3　右侧侧窦窦腔（☆），其内未见增大的蛛网膜颗粒；箭处为窦壁外局部聚集的脑脊液，压迫静脉窦造成局限性狭窄

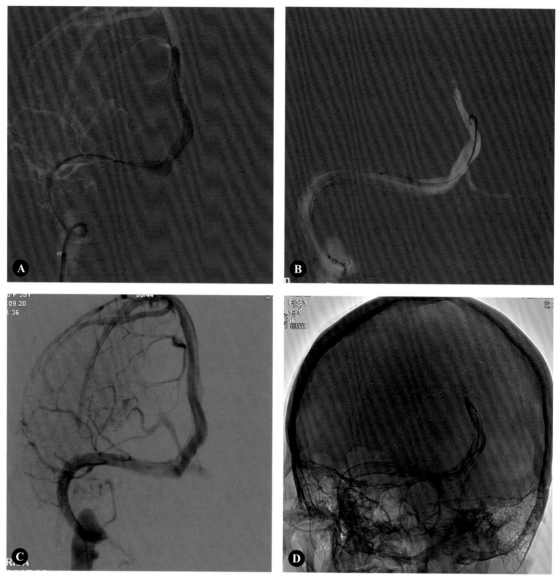

▲ 图 33-4 手术过程

A. Renegade 导管到位后手推造影剂确认真腔，将中间导管跟过狭窄处置于右侧横窦远端。B. 交换 Transend 300 微导丝至上矢状窦，注意导丝头段塑圈，避免扎入皮质静脉，在中间导管内将支架送到位，后撤中间导管至支架近端，定位准确后释放支架。以上在中间导管内输送支架的"木马"技术，避免了支架头端的橄榄头直接在窦腔内输送，提高支架到位成功率，减少对窦壁的损伤。C 和 D. 支架释放之后，横窦 – 乙状窦狭窄消失，支架位置良好，Labbé 静脉无滞留，术后测压支架远近端压力均为 13mmHg，已无压力差

静脉孔处，在泥鳅导丝及多功能导管导引下将 6F 中间导管头端通过颈静脉孔，沿 6F 中间导管送入 Renegade 微导管，将 Renegade 微导管头端送至上矢状窦中后 1/3 处后将中间导管跟过狭窄处置于狭窄远端，沿 Renegade 微导管交换 Transend 300 微导丝置于上矢状窦，本患者术前高分辨核磁提示狭窄处与拉贝静脉开口距离较远，遂未行

球囊闭塞试验，直接通过中间导管沿微导丝送入 Pulsar-18 6mm×60mm 支架，准确定位后释放支架，术后即刻测压，狭窄远近段压力均为 13mmHg，已无压力差。

随访： 术后次日腰穿，初压 160mmH$_2$O，末压 100mmH$_2$O，患者耳鸣消失，眼部不适较前好转。

四、技术要点

1. **术前评估**　术前完善头颅核磁平扫，一方面除外静脉窦周围占位压迫导致的静脉窦狭窄，另一方面可发现如空蝶鞍、视神经鞘内蛛网膜下腔增宽、视神经扭曲等高颅压的间接征象。完善静脉窦高分辨核磁可明确狭窄为内生性或外压性，内生性狭窄支架治疗效果较好；部分外压性狭窄，狭窄段较短时也可选择支架置入治疗。清醒或清醒镇静状态下行诊断性静脉造影和静脉窦测压，选择使用较大内径微导管进行测压，都是为了提高测压结果及压力差的准确性。

2. **手术过程**　患者行静脉窦支架治疗时，一般同时穿刺股动脉及股静脉。股动脉通路用于常规动脉造影和支架释放时的路图定位。股静脉通路，可选择使单独使用软头的导引导管、长鞘＋中间导管或导引导管＋中间导管等，均需将通路导管头端通过乙状窦与颈静脉结合部的迂曲及颈静脉球结构，这样可大大提高支架通过颈静脉孔的成功率。部分患者 Labbé 静脉开口与狭窄距离较近，支架释放后可能覆盖 Labbé 静脉开口，此时可先做球囊闭塞试验（图 33-5）。在部分搏动性耳鸣患者中，侧窦狭窄往往伴发乙装窦憩室，遇到这类病例，输送通路导管时头端往往会卡在憩室内，这时可利用"导丝悬吊"技术（图 33-6），改变导管走向，将通路导管向远端输送。有时导管头端由于平台效应会卡在皮质静脉汇入口（多数情况为 Labbé 静脉），此时切忌粗暴推送导管或直接上支架，支架的头端较硬，可能损伤静脉窦。如遇到导丝悬吊仍不能通过或窦汇发育不良等情况，可应用"橄榄头"技术（图 33-7），将导管输送至狭窄远端，以保证支架顺利到位。总之，通路导管尽可能的走远，沿通路导管送入支架可大大提高支架到位及释放的成功率。

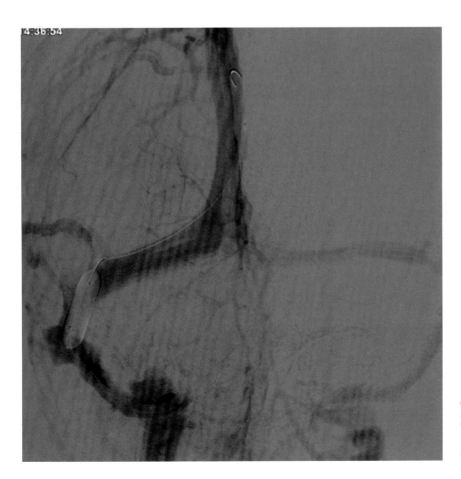

◀ 图 33-5　球囊闭塞试验，选用 **6mm** 直径球囊，置于狭窄处或 Labbé 静脉开口处，充盈球囊后通过动脉造影，观察 Labbé 静脉排空是否延迟

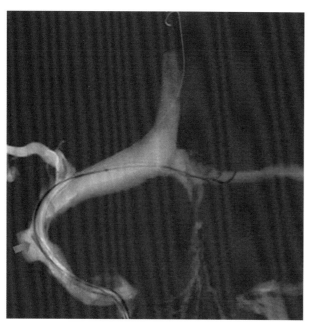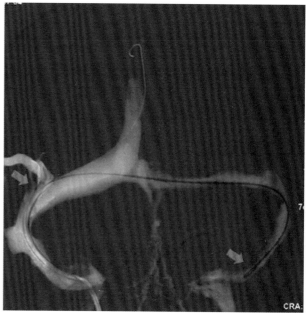

▲ 图 33-6　导丝悬吊技术，现将微导管通过窦汇置于对侧乙状窦或颈内静脉内，沿微导管送入 V-18 导丝置于对侧乙状窦或颈内静脉，通过加硬导丝改变通路导管的走行

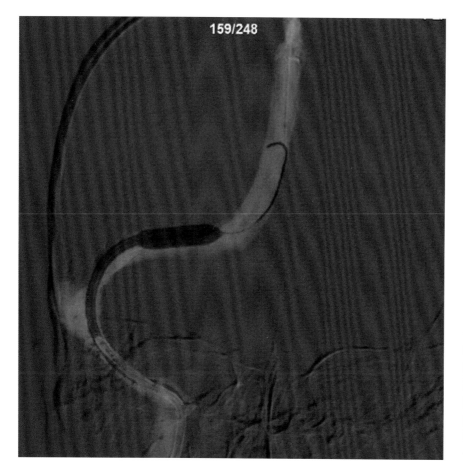

◀ 图 33-7　橄榄头技术，通路导管头端置入球囊，球囊约 1/3 位于导管内，另 2/3 位于导管外，然后加压（2～3 atm) 使球囊形成一个头部呈锥形的"橄榄头"，以消除通路导管头端的平台，使通路导管顺利通过卡顿

（边　洋　王　君）

参考文献

[1] 中国卒中学会神经介入分会, 中华医学会神经病学分会神经血管介入协作组. 脑静脉窦狭窄介入诊疗专家共识 [J]. 中华内科杂志, 2021, 60(8): 696-708.

[2] 赵焱钢, 吕斌, 王君, 等. "橄榄头" 技术在脑静脉窦狭窄支架植入术中的应用 [J]. 中国现代神经疾病杂志, 2022, 22(6):472-477.

读书笔记